마른 당뇨, 치료법은 따로 있다

마른 당뇨,
치료법은 따로 있다

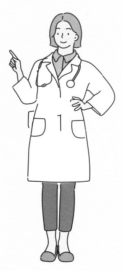

당봄한의원 의료진 지음

BOOK
AGIT

INTRO

당뇨라고 모두 비만이 아닙니다.
내가 혹시 '마른 당뇨'는 아닌지,
확인해 보세요!

"저는 누구보다 열심히 당뇨 관리를 하거든요.
병원에서 하라는 대로 음식을 줄이고 운동량은 늘렸어요.
심지어 근육이 지방보다 많아요.
그런데도 왜 혈당은 계속 높아지죠?
도대체 뭘 더 해야 하는 거죠?
의사 선생님한테 물어도 대답을 못하더라고요."

"먹는 양을 3분의 1로 줄이고,
아침, 점심, 저녁 식사가 끝나면
하루 세 번 운동을 해요.
그런데도 당뇨발저림이 생겼어요.

합병증이 생겼다니 너무 절망스러워요.

뭐가 문제인가요?

도대체 뭘 더 노력해야 하나요?"

당뇨 진료를 하면서 자주 받는 질문입니다.

처음에는 당뇨가 모두 같은 줄 알았습니다. 그래서 양방처럼 혈당을 낮추는 몇 가지 한약재가 존재하면 얼마나 좋을까 생각했습니다. 그런 한약재만 있으면 당뇨를 다 치료할 수 있을 거라 착각했습니다. 하지만 실상은 그렇지 않았습니다.

당뇨가 발병한 원인이 당뇨인마다 제각기 달랐습니다. 누구는 스트레스로 인해 간肝에 쌓인 간열 때문에, 누구는 기름진 음식으로 인해 위胃에 쌓인 위열 때문에, 또 누구는 선천적 정기 부족으로 인해 장기 기능이 허약해져서 당뇨가 발병한 거였습니다. 당뇨 치료를 위해서는 몸속에 있는 장기의 기능과 선천적인 체질 문제를 함께 봐야 함을 비로소 깨달았습니다.

보통 2형 당뇨는 인슐린 저항성 때문에 발병한다고 봅니다. 인슐린 저항성이란 인슐린이 제 기능을 하지 못한다는 의미인데, 이러한 문제가 발생한 것은 인슐린 자체가 아니라 인슐린이 제대로 작동하지 못하는 내 몸에 이상이 생겼기 때문입니다. 따라서 췌장에서 인슐린을 더 만들어낸다고 당뇨가 해결되지는 않습니다. 그보다는 인슐린이 제대로 작동할 수 있는 몸 상태, 몸 컨디션을 만들어야 하는 것이죠. 이를 위해 한약과 침 치료로 장기 기능을 바로잡고 체질적인 문제를 해결해주면 인슐린 저항성이 많이 개선됩니다. 인슐린 저항성이 개선되니 당뇨 또한 극복됩니다.

이를 좀 더 쉽게 설명할 수 있는 방법이 없을까 고심했습니다. 모든 당뇨가 똑같지 않음을, 그렇기에 당뇨인마다 생활습관 관리와 치료를 달리해야 함을 강조하고 싶은데 이를 장기 기능과 체질에 연계해 설명하기에는 조금 어려워 보였습니다.

당뇨 진료 초기에는 체크하지 않았던 인바디를 재기 시작했습니다. 비만한 당뇨인에게 경각심을 주자는 생각 때문이었습니다. 그런데 인바디를 재보니 재미있는 현상이 나타났습니다. 소음인일수록 정상체중이거나 저체중이면서 근육이 지방보다 더 많은 근육형 체형이 많았고, 태음인일수록 과체중이거나 비만하면서 근육보다 지방이 더 많은 지방형 체형이 많았던 것이죠. 전자의 경우에는 체지방률이 겨우 10%대인 경우도 많았고, 후자의 경우에는 기본적으로 체지방률이 30%가 넘었습니다.

이를 당뇨인이 알기 쉽게 설명해주기로 마음먹었습니다. 체형이 확연히 다른 만큼 생활습관 관리와 치료도 달리해야 함이 명백했기 때문입니다. 체지방률이 10%인 사람과 30%인 사람이 똑같이 소식하고, 매 식사 때마다 운동을 하고, 현미밥을 먹고, 만 보 걷기를 하는 건 문제가 있지요. 천편일률적인 접근으로는 당뇨를 극복할 수 없습니다.

이때부터 마른 당뇨, 비만 당뇨라는 대중 언어를 통해 이러한 차이를 설명해주기 시작했습니다. 남들과 똑같은 방법으로 당뇨를 관리하는데, 그러면 그럴수록 이상하게 혈당이 더 올라가고, 당뇨약과 인슐린 투약이 늘어가고, 오히려 합병증이 생기거나 악화되는 등의 손해를 보는 쪽은 다름 아닌 마른 당뇨인이었습니다.

"미국의 당뇨인은 대다수가 심각한 비만 체형인 경우가 많아서 살을 빼는 것만으로도 당연히 당뇨 치료에 도움이 됩니다. 하지만 우리나라는 전체 당뇨인 중 절반 정도만 비만한 체형이기에 비만하지 않은 나머지 절반(마른 당뇨인)은 똑같이 음식 줄이고 운동 열심히 한다고 해서 낫질 않습니다. 마른 당뇨인은 이미 혹은 원래 정상체중이기에 음식, 운동 문제보다는 수면, 스트레스 문제 때문에 당뇨가 발병한 경우가 많고, 이 때문에 생활습관 관리와 치료도 음식, 운동보다는 수면, 스트레스에 집중해야 합니다."

당뇨 치료를 거듭할수록 이러한 확신은 더 강해졌습니다.

"20여 년 전에 자궁근종으로 자궁 적출 수술을 하고,

그 뒤에 갑상샘저하증이 생겨 약을 먹고 있어요.

그런데 이제는 당뇨까지 생겼네요.

당뇨가 생기니 안 되겠다 싶어 음식도 줄이고 운동도 열심히

하는데 당화혈색소가 계속 높아져서 12.1%가 됐어요.

뭐가 문제일까요?

근본적으로 치료해야겠다는 생각에 당봄한의원에 찾아왔어요."

　　최근 본원을 찾은 당뇨인의 말입니다. 자궁근종이 생겼을 때, 갑상샘저하증이 생겼을 때와는 달리 당뇨 진단을 받고 난 후에는 음식과 운동 관리를 시작했습니다. 사상체질로는 소음인이고 20대에 45kg에 불과했지만 자궁 적출 수술 후에 살이 찐 넓은 의미의 마른 당뇨인이었습니다. 이분에게 말했습니다.

　　"자궁근종과 갑상샘저하증이 발병한 원인, 그리고 마지막으로 당뇨가 발병한 원인이 같습니다. 과도한 스트레스와 잘못된 생활습관 관리 등으로 자궁근종과 갑상샘저하증이 발병했지만 이때 음식을 줄이고 운동량을 늘리지 않았지요. 그것처럼 당뇨 또한 같은 선상에서 바라봐야 합니다. 자궁근종, 갑상샘저하증, 당뇨 이 세 가지 질환은 각각 이름과 부위만 다르게 발병했을 뿐 원인은 같습니다. 그렇기에 ○○○ 님의 당뇨 또한 음식은 줄이고 운동량을 늘린다고 해서 해결되지는 않습니다."

마른 당뇨인에게 그동안의 당뇨 관리가 잘못됐음을, 음식과 운동에는 크게 문제가 없었음을, 이에 음식과 운동은 그저 일반인이 건강한 삶을 살기 위한 수준으로만 관리하고 그보다는 수면과 스트레스 관리에 더 큰 노력을 기울여야 함을 설명했습니다.

중요한 건 이러한 마른 당뇨인에게는 누구보다도 한약 치료가 필요하다는 점입니다. 기름진 음식을 많이 먹고, 활동량이 적고, 뚱뚱해져서 생긴 전형적인 당뇨가 아니기 때문에 마른 당뇨인 혼자서 당뇨를 감당하기에는 어려움이 많습니다. 마른 당뇨인 주변의 모든 사람이 당뇨는 음식과 운동 때문이니 음식량을 더 줄이고 운동량은 더 늘리라고 조언하기 때문이죠. 그렇기에 마른 당뇨인에게는 한약 치료로 장기 기능 문제와 체질 문제를 해결해주고, 끊임없이 음식과 운동보다는 수면과 스트레스의 문제임을 지적해주며, 생활습관 관리까지 해줄 수 있는 누군가의 도움이 절실합니다. 이 책을 쓴 것도 당뇨를 마른 당뇨와 비만 당뇨 두 가지 유형으로 나누고, 그 유형에 따라 각각 다르게 접근해야 함을, 더 나아가 무엇보다 '근본적인' 치료를 해주는 한방 당뇨 치료가 절실함을 적극적으로 알리고 싶었기 때문입니다.

당봄한의원에서는 모든 당뇨인을 체형에 따라 나눈다. 비만 당뇨, 즉 비당(肥糖)이라면 장부의 열을 꺼주는 '청열(清熱)' 요법으로, 마른 당뇨, 즉 소당(消糖)이라면 기의 울결을 풀어주는 '해울(解鬱)' 요법으로 한약과 침 치료를 하고 있다.

〈Part 1〉에서는 마른 당뇨를 연구하게 된 과정을 살펴보고, 한국형 당뇨인의 특징에 대해 전격 해부합니다.

〈Part 2〉에서는 자꾸 살이 빠져서 고민인 마른 당뇨인이 체중을 늘리면서도 혈당은 잡을 수 있는 방법들을 구체적으로 살펴봅니다. 마른 당뇨가 무엇인지 정의를 내리고, 음식과 운동, 수면과 스트레스는 각각 어떻게 관리해야 하는지도 제시합니다.

〈Part 3〉에서는 실제로 와닿을 수 있게 인바디를 가지고 마른 당뇨와 비만 당뇨를 비교, 설명합니다. 인바디 그림을 통해 마른 당뇨와 비만 당뇨가 정말 확연히 다름을 시각적으로 보여주고, 더불어 생활습관 관리와 치료도 달리해야 함을 강조합니다.

〈Part 4〉에서는 마른 당뇨에 대한 해답을 사상체질에서 찾아봅니다. 단순히 체형 차이로만 구별하고 끝내기에는 아쉽고 부족한 점이 있어서 한의학적인 설명도 덧붙였습니다. 마른 당뇨인 중 왜 소음인이 많은지, 소음인 체질의 특징은 무엇이며 어떻게 관리하고 치료해야 하는지, 반면 비만 당뇨인 중 왜 태음인이 많은지, 태음인 체질의 특징은 무엇이며 어떻게 관리하고 치료해야 하는지를 비교, 설명합니다. 체형에 대한 이해를 넘어 체질까지 이해한다면 마른 당뇨와 비만 당뇨의 차이가 더 뚜렷하게 보일 것입니다.

〈Part 5〉에서는 그동안 '기존 관리법과 치료'로 당뇨가 잘 치료되지 않아 답답했던 마른 당뇨인이 본원의 한방 당뇨 치료를 받고 나서 희망을 찾은 사례를 소개합니다. 색다른 생활습관 관리법과 한약 처방으로 당뇨가 실제 치료됐던 다양한 사례를 통해 당뇨 극복의 희망을 찾으시길 바랍니다.

〈Part 6〉에서는 마른 당뇨인도 피해갈 수 없는 당뇨발저림에 대해 살펴봅니다. 음식, 운동 관리를 철저히 했음에도, 혈당 조절을 열심히 했음에도 겪게 되는 당뇨발저림을 한방에서는 어떻게 치료하는지를, 그리고 이를 극복했던 사례를 생생한 스토리로 전달합니다. 본원에서 한방 당뇨발저림 치료를 통해 호전된 사람이 무려 88.2%에 이르고, 그중에서 완치된 사람이 50%에 달할 수 있었던 이유와 앞으로의 과제도 살펴봅니다.

기존 치료와 생활습관 관리가 뭔가 부족하고 자신과 맞지 않아 답답함을 느꼈던 마른 당뇨인이 이 책을 통해 당뇨에 대한 혜안을 얻고, 앞으로는 자신에게 꼭 맞는 생활습관 관리와 치료를 시작할 수 있기를 바랍니다.

CONTENTS

PART 1
'마른 당뇨'를 아시나요?

PART 3
인바디를 체크하면 마른 당뇨가 보인다

PART 4
마른 당뇨인에 대한 해답, 사상체질에서 찾아라

PART 5
한약 치료를 통해 희망을 찾은 마른 당뇨인들

부록
치료 사례로 본 비만 당뇨

PART 6
마른 당뇨도 피해갈 수 없는 당뇨발저림

나도 마른 당뇨일까?

당뇨인은 모두 비만할까요? 아니요. 그렇지 않습니다. 우리나라 당뇨인의 약 절반 정도는 비만하지 않습니다. 비만하지 않은 당뇨인의 당뇨를 편의상 마른 당뇨라고 부르겠습니다. 마른 당뇨에 대해 질문을 던져봅니다.

이들은 왜 비만하지 않은데 당뇨가 왔을까요? 비만한 당뇨인과 똑같은 방법으로 음식, 운동 관리를 하면 될까요? 오히려 마른 당뇨인의 경우 음식, 운동 관리를 너무 열심히 하면 무리가 되지는 않을까요?

마른 당뇨의 경우 당뇨가 발생한 원인과 관리 방법, 그리고 치료 방법이 비만 당뇨와 전혀 다릅니다. 그렇기에 평소 당뇨인 스스로 내가 마른 당뇨인지 비만 당뇨인지를 알고 그에 따라 관리, 치료해야 합니다. 다음 18개 항목 중 자신에게 해당하는 내용에 체크해보세요.

	문항	체크
1	당뇨로 진단받기 전부터 '원래' 마른 체형이었다.	
2	당뇨 진단 즈음에 급격히 살이 빠져 마른 체형이 됐다.	
3	사상체질 중 소음인에 가깝다는 말을 들은 적이 있다.	
4	과식하면 속이 불편하다.	
5	또래 친구들에 비해 먹는 양이 적은 편이다.	
6	급하게 먹거나 과식하거나 컨디션이 안 좋으면 잘 체한다.	
7	먹는 양에 비해 살이 잘 안 찐다는 말을 듣는 편이다.	
8	밥 먹고 바로 눕는 게 부담스럽다.	
9	손발이 찬 편이다.	
10	직접 에어컨 바람을 쐬는 게 싫어서 바람이 오지 않도록 위치를 조절하는 편이다.	
11	더위보다 추위가 더 견디기 힘들다.	
12	열대야에 에어컨을 틀어도 이불은 꼭 덮는다.	
13	생각이 많은 날은 잠들기 어렵다.	
14	작은 소리에도 잘 깨는 편이다.	
15	운동을 해도 땀이 잘 나지 않는 편이다.	
16	한여름에도 땀이 별로 나지 않는다.	
17	한여름이라도 찬물 샤워는 어렵다.	
18	아주 차가운 물을 벌컥벌컥 마시지 못한다.	

해당되는 항목이 5개 이하이면 마른 당뇨는 아니에요. 6~9개이면 비만 당뇨인지 마른 당뇨인지 정확한 감별이 필요한 상태입니다. 10개 이상이면 마른 당뇨에 해당될 수 있습니다. 마른 당뇨는 기존 당뇨 관리, 치료법과는 다르게 접근하는 게 좋은데요. 항목 10개 이상에 해당되어 마른 당뇨가 의심된다면 이 책을 통해 마른 당뇨 원인, 증상, 관리, 치료법, 치료 사례 등을 모두 살펴보시길 바랍니다.

마른당뇨
치료법은
따로있다

PART1

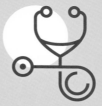

'마른 당뇨'를 아시나요?

마른 당뇨,
생각보다 많아요

당뇨 환자를 한번 떠올려보자. 뚱뚱한 체형부터 연상될 것이다. 과연 모든 당뇨인이 뚱뚱할까? 그렇지 않다. 실제 임상에서는 마른 체형의 당뇨인이 생각보다 많다. 절반 가까이 된다. 이를 통계로 확인할 수 있다.

BMI (체질량지수) 계산법

$$BMI = \frac{\text{몸무게 kg}}{\text{키 m} \times \text{키 m}}$$

24.221453 kg/m²

70kg

1.7m(170cm)　1.7m(170cm)

예시) 몸무게 70kg, 키 170cm일 경우 BMI = 70÷(1.7×1.7)÷24.22

BMI Body Mass Index, 즉 체질량지수(단위 표기는 'kg/m²')라는 것이 있다. 체중을 키의 제곱으로 나눈 값을 말하며, BMI를 보면 대략 체형이 뚱뚱한지 말랐는지를 알 수 있다. 물론 복부비만인데 체형만 말랐는지까지는 가늠할 수 없다. 그래도 전체적인 체형을 가늠할 수 있기에 BMI를 통해 비만에 관한 통계를 내곤 한다.

대한당뇨병학회에서 발간한《Diabetes Fact Sheet In Korea 2020》을 보면 이러한 BMI를 가지고 당뇨인의 체형을 분석한 통계가 있다.

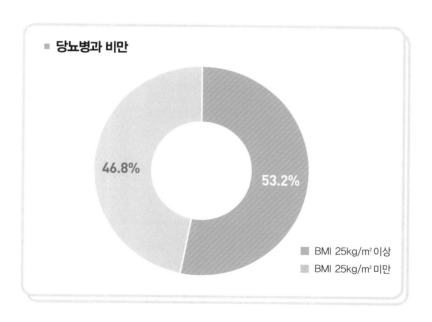

BMI가 25kg/m² 이상일 때 비만이라 하고, 이는 다시 비만도에 따라 1단계, 2단계, 3단계로 나뉘는데, 우리나라 당뇨 유병자 중 1단계

에서 3단계까지의 비만에 해당하는 전체 비만인은 53.2%로 나타난다. 언뜻 낮지 않은 수치로 보이지만, 미국이나 유럽에서 당뇨인 중 비만인이 80%가 넘는다는 결과와 비교할 때 우리나라는 '겨우' 53.2%에 불과하다고 할 수 있다. 그런데 이것은 우리나라의 경우 비만하지 않은 당뇨인이 46.8%나 됨을 뜻하기도 한다. 이들은 비만하지 않은데 왜 당뇨에 걸렸을까?

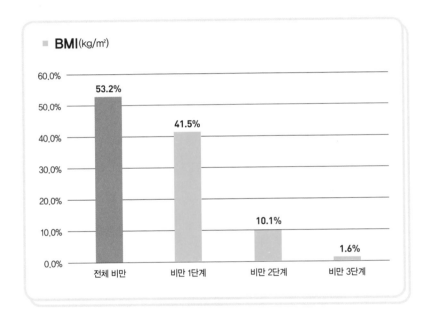

또 하나 생각해봐야 할 우리나라 비만 당뇨인의 특징으로, 이들을 비만도에 따라 나눠보면 비만 1단계가 41.5%에 달한다는 것이다. 심각한 비만, 즉 BMI가 $30kg/m^2$ 이상에 해당되는 경우는 비만 2단계와 3단계를 합쳐 11.7%뿐이다. 미국이나 유럽 당뇨인 중 비만한 사람이

많다고 할 때의 그 비만한 정도와 우리나라 당뇨인 중 비만한 사람의
비만한 정도는 차이가 있다. 미국 당뇨인의 비만은 대부분 중증고도
비만 이상이라면 우리나라 당뇨인의 비만은 대부분이 비만 1단계로
경도비만에 속한다.

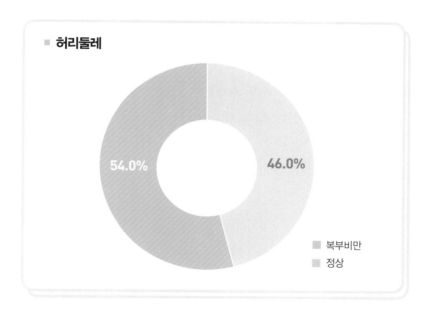

이번에는 당뇨병과 복부비만이 어떤 관계가 있는지 살펴보자. 전
체 당뇨인 중 54.0%가 복부비만이고(이는 앞에서 살펴본 BMI상 비만한 비
율인 53.2%와 유사하다.) 나머지 46.0%는 복부비만이 아니다. 인슐린 저
항성 때문에 혈당이 잡히지 않는 2형 당뇨의 경우 인슐린 저항성의
가장 큰 원인으로 복부비만, 즉 내장비만을 꼽는다. 만약 복부비만이
인슐린 저항성의 주요 원인이라면 나머지 46.0%는 어떻게 설명해야

할까? 이들은 복부비만도 아닌데 왜 인슐린 저항성이 높아진 걸까?

　이 질문에는 다음과 같은 해석이 가능하다. 우선 비만한 당뇨인은 전체 당뇨 유병자 중 53.2%이니 남은 46.8%의 당뇨 유병자는 과체중이거나 정상체중 이하라는 사실이다. 구 질병관리본부(현 질병관리청)의 2011년 국민건강영양조사에 따르면 당뇨인 중 비만한 당뇨인의 비율이 44.4%로 나타나, 채 10년이 못 된 사이에 44.4%에서 53.2%로 증가했음을 알 수 있다. 좀 더 거슬러 올라가면 2000년 이전에는 당뇨인 중 마른 당뇨인이 80%가 넘었다고 한다. 이로 보아 우리나라는 원래 마른 당뇨인이 많았는데 서구화된 식습관과 자동차 같은 교통수단의 발달, 사무직 증가 등의 원인으로 인해 비만한 당뇨인이 증가했음을 알 수 있다.

　결과적으로 과체중이거나 정상체중 이하인 당뇨인은 전체 당뇨인 중 50% 가까이 된다. 이들이 당뇨 진단을 받고 나서 음식 섭취량을 열심히 줄이고 운동량을 열심히 늘려가며 비만한 당뇨인처럼 행동하는 것이 과연 당뇨 관리의 답이 될까, 이런 합리적 의문이 필요하다.

전형적인
마른 당뇨의 모습

한의원을 찾은 마른 당뇨인의 모습은 비만 당뇨인과 전혀 다르다.

사례 1 **한○○ 님**

한○○ 님은 당뇨 진단을 받고 나서 10년 동안 매끼 밥을 3분의 2공기씩만 먹었는데도 당뇨를 극복하지 못해 본원을 찾았다.

10여 년 전, 체중이 7~8kg이나 급격하게 줄어서 병원을 찾았다가 당뇨 진단을 받았고, 그 후로 당뇨를 극복하고자 매끼 먹는 밥량을 3분의 2공기로 줄였다. 당뇨이니 탄수화물을 적게 먹어야 한다는 생각 때문이었다. 동시에 근력운동과 유산소운동을 병행하여 체지방률 5.4%의 체형을 만들었다. 체지방률은 체중에서 차지하는 체지방량의 비율을 말하며, 따라서 근육에 비해 상대적으로 체지방량이 많을수록 체지방률도 높아진다. 한○○ 님의 경우 내원 당시 체중은 겨우 표준 범위였고, 체지방량은 표준 이하였으며, 체지방량에 비해 근육이 훨씬 많았기에 체지방률이

5.4%에 불과했던 것이다. 남성의 경우 권장 체지방률이 15~20%이지만 보통은 이마저도 지키기 어려운데 거기서도 한참 떨어진 5.4%라니.

문제는 10년 동안 이렇게 철저히 관리했음에도 불구하고, 6.2% 정도로 유지하던 당화혈색소 수치가 최근에 6.5%까지 올랐다는 점이다. 이에 당뇨전단계에서 당뇨로 진행되고 있음을 직감하고 본원을 찾았다.

이 경우 환자에게 과연 당뇨가 음식과 운동 때문이라고, 더 나아가 앞으로도 음식과 운동을 더욱 철저히 관리하며 살아가야 한다고 말할 수 있을까?

미간에 깊은 주름이 있던 한OO 님의 경우, 늘 주변 사람들과 환경 변화에 신경을 곤두세우며 살아간다고 했다. 또 밤 11시 전 취침을 지켰지만 수면의 양과 질은 좋지 않았다.

만약 당뇨가 음식과 운동만의 문제라면 3분의 2공기 분량의 밥에 체지방률 5.4%를 유지할 정도의 생활습관이면 당뇨가 완치됐어야 한다. 그러나 이런 방식으로 10년 간 생활했음에도 당뇨는 완치되지 않았고, 오히려 당화혈색소 수치가 오르면서 당뇨로 진입하려는 상황이 됐다.

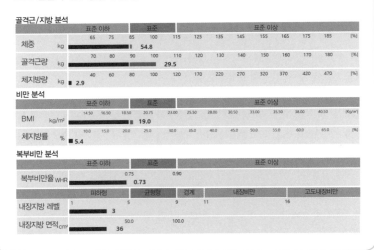

마른 당뇨, 치료법은 따로 있다

이런 사연의 당뇨인이 생각보다 많다. 특히 마른 당뇨인에게서 많다. 당뇨 완치 혹은 당뇨 극복의 핵심은 음식과 운동이 아닌 수면과 스트레스 관리인데 정작 환자 본인은 이를 인지하지 못하고 계속 음식과 운동 관리에만 집중하는 것이다.

 사례 2 양○○ 님

양○○ 님은 10개월 전 사랑하는 가족을 잃은 슬픔으로 인해 당화혈색소 수치가 14.0%까지 높아지자 본원을 찾았다.

내원 당시, 혈당도 컨디션도 매우 좋지 않았다. 불면증이 심하고 체력도 많이 저하된 상태였다. 급기야 당뇨병성 말초신경병증도 진행되어 발저림, 손저림, 아침에 기상 후 사지가 굳는 느낌 등이 나타났고, 다뇨多尿, 다음多飮, 다식多食의 삼다三多 증상과 10년 이상 된 두피 불편감과 통증도 호소했다.

특히 수면 문제가 심각했다. 총 2시간 정도밖에 못 자고, 그마저도 수면의 질이 좋지 않아 토끼잠 자듯 조금씩 잤다. 양○○ 님의 경우는 전형적인 마른 당뇨로, 체성분 분석 결과 모든 수치가 표준 범위에 해당됐다. 근육이 체지방에 비해 적은 편이라 아쉬웠지만, 그래도 전반적으로 모두 정상 범위였다. 따라서 음식도 적게 먹고 체중도 정상이던 양○○ 님에게 발생한 고혈당과 당뇨합병증의 원인은 음식과 운동이 아닌 수면과 스트레스 문제임이 명확했다.

한약 치료 2주 만에 증상이 완화되기 시작했는데, 특히 양○○ 님에게 가장 중요한 수면의 질이 좋아졌다. 총 2시간 정도밖에 못 자던 것을 5시간 정도는 자게 됐고, 수면의 질과 양이 좋아지니 피로감이 많이 줄었다. 불면증 때문에 고통스러웠던 만큼 잠이 이렇게 중요한 줄 몰랐다며 행복해했고, 이제야 살 것 같다고 했다.

수면이 잡히고 한약 치료 2개월이 지나자 당화혈색소가 첫 내원 당시 14.0%에서

13.3%로 낮아졌고, 당뇨발저림, 기상 후 사지 굳는 느낌, 삼다 증상, 10년 이상 된 두피 불편감과 통증 또한 전반적으로 감소했음은 물론이다.

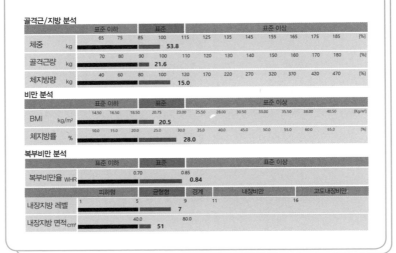

양○○ 님에게 음식과 운동 관리는 큰 의미가 없다. 그보다는 잠을 잘 자고 마음이 편해지는 것이 당뇨 치료에 도움이 된다. 덜 먹고 더 움직이는 통상의 방법으로는 혈당을 낮출 수가 없다.

모두 그런 건 아니지만 철저한 성격의 마른 당뇨인은 병원에서 하라는 대로 음식량을 줄이고 운동량은 늘린다. 하지만 노력에 비해 당뇨 관리가 잘 안 되는 경우가 많다. 심지어 아무리 열심히 관리해도 혈당이 더 높아지거나 당뇨합병증이 발병하기도 한다.

이는 마른 당뇨와 비만 당뇨는 당뇨가 발생한 원인부터 치료, 생활습관 관리까지 모든 것이 다르기 때문이다. 그 차이를 연구하기 시작했다. 구체적으로 마른 당뇨인을 위한 한약 처방과 생활습관 티칭, 그리고 비만 당뇨인을 위한 한약 처방과 생활습관 티칭에 대해.

겉으로 봤을 때 혈당이 높아졌다는 현상은 같다. 하지만 당뇨가 발생한 원인은 전혀 다르다. 그 원인을 찾아 치료해야만 한다. 한의학에서는 겉으로 봤을 때 두통이 생겼다는 현상은 같더라도 감기로 인한 두통, 소화불량으로 인한 두통, 신경성으로 인한 두통 등 두통의 원인에 따라 치료법도, 생활습관 티칭도 모두 다르게 접근한다. 이러한 이치는 두통 같은 단순한 증상뿐만 아니라 당뇨 같은 만성질환에도 적용된다.

당뇨인을 체형만으로 단순하게 구별하는 것은 한계가 있다. 당뇨 또한 깊게 들어가면 체질로도 구별할 수 있고, 오장육부 문제로도 바라볼 수 있다. 하지만 일반 당뇨인이 체질과 오장육부 문제까지 들여다볼 수는 없기에 크게 마른 당뇨와 비만 당뇨 정도만 구별할 수 있어도 당뇨 관리나 극복에 큰 변화가 있을 거라고 확신한다. 이에 이 책을 통해 자신의 체형을 파악하고, 이를 당뇨 관리에 응용해볼 것을 권한다.

한국형 당뇨인,
혈당이 잘 안 잡히는 이유

1 | 너무나도 처참한 혈당 '조절'률

대다수 당뇨인은 당뇨를 관리해야 하는 질환으로 인식한다. 치료할 수 있다는 생각을 해본 적이 없다. 제약회사와 양방에서 당뇨는 당뇨약을 먹으며 평생 관리해야 한다고 말해왔고, 이 때문에 당뇨인은 성실하게 처방받은 약을 먹으며 당뇨 관리를 위해 꾸준히 노력하는 것을 최선으로 생각한다.

그래, 당뇨는 평생 관리해야 하는 질환이라고 치자. 그럼 당뇨가 그리고 혈당은 잘 조절되고 있을까? 이에 대한 답을 통계에서 찾아보자.

얼마 전 구 질병관리본부(현 질병관리청)에서 《국민건강영양조사

FACT SHEET》를 발간했다. 건강행태 및 만성질환의 변화를 통계 자료로 만든 보고서이다. 무려 1998년부터 2018년까지 20년간 관찰한 내용으로, 이 중에서 당뇨 부분을 관심 있게 살펴보았다.

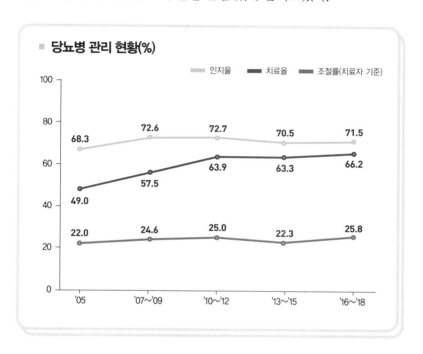

'당뇨병 관리 현황'이라는 그래프이다. 그래프에는 총 세 가지 선이 있다. 인지율, 치료율, 조절률(치료자 기준)이 그것으로, 맨 위쪽 주황색 선이 인지율을 가리킨다. 인지율은 자신에게 당뇨가 있음을 인지하는 사람의 비율이다. 우리나라 사람의 당뇨 인지율, 즉 자신에게 당뇨가 있음을 아는 사람의 비율은 2005년에 68.3%였고, 이 비율이 높아졌다 낮아졌다 하면서 변화하다가 최근(2016~18년)에는 71.5%가 됐다. 그래

도 4명 중 3명 정도는 자신에게 당뇨가 있음을 안다는 뜻이다.

그래프 중간의 회색 선은 치료율이다. 당뇨가 있음을 안다고 해서 모두가 치료하는 건 아니기 때문에 치료율 통계를 내는 것인데, 여기서 말하는 치료율이란 당뇨가 있는 사람 중 실제 치료하는 사람의 비율을 말한다. 중요한 건 치료율이 병이 나았다는 의미가 아니라 경구혈당강하제, 즉 당뇨약을 먹고 있는 당뇨인의 비율을 말한다는 점이다. 양방에서는 당뇨를 치료 대상이 아닌 관리해야 하는 질환으로 보기 때문에 치료라는 표현은 완치가 아니라 당뇨약을 먹고 있는, 즉 양방 치료를 받고 있는 사람의 비율을 의미하는 것이다. 다시 말하지만 완치율이 아니다.

어쨌든 그래프를 보면 치료를 하는 사람의 비율이 49.0%에서 시작해 서서히 높아지고 있으며, 최근에는 66.2%까지 높아졌다. 당뇨 진단을 받으면 66.2%의 당뇨인은 당뇨약을 먹는다는 것을 알 수 있다.

결론적으로 당뇨약을 처방받아 복용하는 사람이 66.2%에 달한다는 뜻인데 그럼 나머지 33.8%의 당뇨인은 뭘 하는 걸까? 당뇨 진단을 받았지만 당뇨약 복용이 내키지 않아 생활습관 교정을 위해 노력하고 있거나, 민간요법을 쓰고 있거나, 아니면 본원과 같은 당뇨 전문 한의원을 찾아가서 한약이나 침 치료를 통해 당뇨를 극복하려고 노력하는 분들이라고 볼 수 있겠다.

마지막으로 가장 중요한 갈색 선을 보자. 조절률이라고 되어 있고 괄호 안에 '치료자 기준'이라고 쓰여 있다. 이 말은 '치료자 중에서', 즉 당뇨약을 먹는 사람 중에서 당화혈색소가 6.5% 미만으로 조절되는 비율이라는 뜻이다. 그 비율이 22.0%에서 최근 25.8가 된 것이다. 생각보다 높지 않다. 꾸준히 당뇨약을 먹는 사람 중에 당화혈색소가 6.5% 미만으로 조절되는 비율이 고작 25.8%라니! 역시 만성질환인 고지혈증이나 고혈압의 경우 조절률이 70~80% 이상에 달하는 것과 비교하면 정말 처참한 수치이다. 왜 그럴까?

고혈압약이나 고지혈증약은 효과가 좋은데 당뇨약만 안 좋아서? 제약회사에서 당뇨약 만드는 기술이 아직 모자라서? 그렇지 않다고 본다. 당뇨약을 먹어도 혈당이 잘 조절되는 사람이 4명 중 1명밖에 안 된다는 것은 당뇨가 그렇게 호락호락하지 않다는 뜻이 아닐까? 당뇨는 복합적이고 종합적인 질환이기에 단순히 음식과 운동 관리만으로는 조절되지 않는다는 뜻이기도 하고.

2 | 혈당 '조절'률이 처참할 수밖에 없는 이유

당뇨를 단순히 '혈당이 높은 병' 혹은 '인슐린이 적거나, 많아도 제대로 쓰이지 못하는 병'이라는 정의로 끝내면 안 된다. 당뇨를 이해하려면 내 몸의 오장육부와 체질부터 살펴봐야 한다. 인슐린 저항성이 발생한다는 것은, 다시 말해 인슐린이 나와도 제대로 쓰이지 못하는 건 앞서 언급했듯이 단순히 내장지방 탓이 아니며 인슐린이 쓰여야 하는 환경, 즉 오장육부와 체질에 문제가 있기 때문이다. 오장육부의 기능이 무너졌거나 문제가 있으면 인슐린이 제대로 작동할 수 없어 혈당을 낮추지 못하는 것이다.

한의학에서는 이러한 관점으로 당뇨를 바라보기 때문에 당뇨인이 내원하면 단순히 췌장 기능을 높이는 치료가 아니라 오장육부 문제를 바로잡는 치료, 체질을 개선해주는 치료를 한다. 그래야 인슐린이 제대로 쓰이게 되고, 그 결과 혈당이 잡히기 시작한다.

하지만 지금의 양방 치료는 당뇨를 인슐린과 이를 분비하는 췌장의 관점에서만 바라보기 때문에 인슐린이 더 많이 나오게끔 췌장을 자극해주거나, 직접 주사를 통해 인슐린을 투여해주는 약물을 쓴다. 아니면 포도당이 생성되지 못하게 하거나, 장에서 흡수가 안 되게 하거나, 신장에서 흡수되지 않고 소변으로 배출되게 하는 약물을 쓴다. 적어도 내 몸이 나아져서, 좋아져서 혈당이 낮아지는 기전은 아닌 것이다.

양방 치료는 생활습관 티칭 면에서도 문제가 있다. 음식과 운동에 대한 이야기만 줄곧 한다. 음식량을 줄이고 운동량은 늘려서 체중을 줄이도록 안내한다. 이는 미국의 당뇨 가이드라인을 그대로 복사해 왔기 때문인데, 미국의 경우 비만 당뇨가 많고 그중에서도 고도비만 당뇨인이 많아 체중을 줄이는 게 단연 도움이 된다. 그들로서는 체중을 줄이는 것이 곧 치료의 시작인 것이다. 이러한 미국식 가이드라인을 우리나라 당뇨인에게도 똑같이 티칭한다. 음식을 줄이고 운동량은 늘려서 체중을 감소시킬 것! 그래서 당뇨인은 당장 혈당을 올리는 탄수화물, 그중에서도 밥량을 줄이고, 현미나 보리 위주로 먹고, 채식을 하고, 더불어 만 보를 걷고, 또 걷고, 달리고, 자전거를 탄다. 그렇게 당뇨인은 고지혈증이나 고혈압을 가진 사람들보다 훨씬 더 열심히 관리한다. 그럼에도 조절률은 형편없이 낮다. 그런다고 혈당이 무조건 낮아지지 않는다는 것이다. 왜 그럴까?

우리나라에는 마른 당뇨가 많기 때문이다. 상대적으로 미국의 당뇨인은 비만한 체형이 많은데 '비만'하다는 것이 우리가 생각하는 비만의 정도를 훨씬 능가한다. 고도비만 혹은 중증고도비만처럼 자신의 몸조차 가누기 힘들 정도로 비만한 당뇨인이 많다. 이들은 당연히 음식 종류를 바꾸고, 양을 줄이고, 운동을 해야 한다. 그래야 혈당이 낮아진다. 다만, 그렇게 해서 이들이 정상체중이 되더라도 당뇨가 무조건 완치된다는 보장은 없다.

그러나 어쨌든 우리나라의 당뇨인은 마른 체형이 전체 당뇨인의 절반이고, 비만 체형이라고 해도 고도비만이나 중증고도비만의 비율은 그리 높지 않다. 단순히 음식, 운동 조절만으로 당뇨를 관리할 수 없는 이유이다. 이제는 당뇨에 대한 새로운 시각과 새로운 접근이 필요하다.

마른당뇨
치료법은
따로있다

PART2

마른 당뇨를 연구하다

마른 당뇨에
왜 걸리나요?

우리나라 당뇨인의 경우 원래 마른 당뇨가 더 많았다고 한다. 2000년 이전에는 전체 당뇨인 중 80% 이상이 마른 당뇨였다고 하니 말 그대로 대부분이었다. 지금은 과거보다 비만한 당뇨인이 많아져서 마른 당뇨라고 불릴 만한 당뇨인의 비율이 46.8%인데(p.23 도표 참고), 다른 나라와 비교하면 여전히 마른 당뇨인의 비중이 높은 편이다.

마른 체형에 대한 기존의 명확한 정의는 없다. 이 책에서는 한국인의 과체중과 정상체중 이하 모두를 포괄해 마른 체형이라고 정의하기로 하겠다.

마른 체형에 대한 정의를 내렸으니 이제 마른 당뇨에 대한 정의를 구체적으로 설정해보자. 이 책에서 마른 당뇨인이라고 할 때에는 다음 세 가지 유형을 포괄한다.

첫째, 당뇨 진단 이전부터 '원래' 마른 체형이었던 경우이다.

원래부터, 즉 어렸을 때부터 말랐던 체형이 이에 해당한다. 먹는 양에 비해 살이 잘 찌지 않는 사람이 있다. 소화흡수 기능이 떨어지든, 만성 설사로 인해 영양분을 자꾸 잃어버리든 원래부터 말랐던 경우에 해당한다.

이런 사람도 당뇨 진단을 받을 수 있는데 정작 본인은 인정하기 어려워한다. 평소 체형도 말랐고 음식 섭취량도 남들에 비해 많지 않은데 당뇨라니, 그렇게 생각할 만도 하다.

둘째, 당뇨 진단 즈음에 급격하게 많은 살이 빠져 마른 체형이 된 경우이다.

원래 통통했을 수도 있고, 비만했을 수도 있고, 아님 마른 체형이었을 수도 있다. 그런데 당뇨를 심하게 앓으면서 체중이 확 빠진 것이다. 이런 사람은 원래는 아니었더라도 현재는 마른 체형인 상태에서 당뇨 진단을 받았으니 편의상 마른 당뇨라고 부르기로 한다.

셋째, 체형과 상관없이 한의학적으로 소음인인 경우이다.

한의학에는 이제마가 창시한 사상체질에 따라 사람을 네 가지 유형으로 구분한다. 이 중 소음인이라는 체질이 있는데 모든 소음인이 그런 건 아니지만 대체로 왜소하고, 코나 얼굴형이 길고, 전체 몸매도 긴 경우가 많다. 소화 기능이 약해 과식이나 폭식을 하면 몸이 힘들어지므로 정량만 먹는 편이고, 입도 짧다. 물론 이러한 소음인도 밀가루 음식과 같은 정제 탄수화물을 많이 섭취하고 야식을 즐기면 비만해지기도 한다. 특히 여성의 경우 임신과 출산을 겪거나 갱년기가 지나면서 호르몬 변화로 인해 대사장애가 일어나 복부비만이 증가하고 체형도 비만해지는 경우가 많다. 그런데 이처럼 복부나 체형이 비만해지더라도 소음인이라는 본래 체질은 변하지 않기 때문에 무조건 음식량을 줄이고 운동량을 늘리는 것만으로는 당뇨가 잘 치료되지 않음을 임상을 통해 알게 됐다. 따라서 체형과 상관없이 당뇨를 앓는 모든 소음인에게는 마른 당뇨인에 준하는 한의학적 치료를 진행하고 맞춤형 생활습관 관리를 주문한다.

세 가지 마른 당뇨 유형을 알아보았다. 만약 본인이 마른 당뇨 유형에 속한다면 기존의 당뇨 관리 방식을 잠깐 멈추고, 이 책의 내용에 귀 기울여보길 바란다.

지금부터 본격적으로 마른 당뇨인의 특징과 마른 당뇨가 발생하는 이유, 그리고 마른 당뇨인이 살이 잘 찌지 않는 이유와 해결 방법 등을 살펴보도록 하자.

1 | 지나친 꼼꼼함으로 인한 스트레스와 불면증

마른 당뇨인에게 주로 나타나는 몇 가지 특징이 있다.

우선 일처리를 할 때 혹은 집안일을 할 때 매우 철저하고 꼼꼼하다는 점이다. 빈틈을 싫어하고, 아무리 힘들어도 남에게 일을 맡기기보다는 내가 직접 해야 마음이 편하다. 그런데 그러다 보면 생각을 많이 할 수밖에 없고, 계속 무언가를 되뇌게 된다. 이런 사람의 경우 뇌가 쉬지 못하는 것이 문제인데, 뇌는 포도당을 주요 에너지원으로 사용하기 때문에 뇌가 쉬지 않고 계속 일을 하면 간은 포도당을 지속적으로 뇌에 공급해주게 돼 결국 혈당이 높아진다.

비만 당뇨인은 아무래도 식탐이 많고, 음식 먹는 걸 즐긴다. 하지만 마른 당뇨인은(물론 모두가 그런 건 아니지만) 보통 식탐이 비만 당뇨인에 비해서는 적은 편이다. 혹은 식탐이 있고 먹는 걸 즐긴다고 해도 자제할 수 있는 의지가 강하다. 바로 꼼꼼함 때문이다. 그래서 당뇨 진단을 받은 후 음식 줄이는 게 비만 당뇨인에 비해 쉽고, 오래 지속된다. 실제로 음식 섭취량을 줄이는 것 하나만큼은 정말 철저하게 잘 지킨다.

마찬가지 이유로 정해진 운동량을 달성하는 힘도 강하다. 당뇨 진단을 받았으니 열심히 운동해야 한다는 목표가 섰을 것이고, 이를 지키고자 하는 의지가 강하며, 잘 실천한다. 때로는 자신의 체력과 상태에 비해 운동을 너무 무리하게 하는 경우도 있을 정도이다. 아니, 꽤 많다.

또 마른 당뇨인은 수면을 잘 취하지 못하는 경우가 많다. 물론 다 그런 건 아니지만 수면에 대체로 민감하다. 자는 도중 작은 소리에 쉽게 깨고, 중간에 깼을 때 다시 잠들기가 어렵고, 환경이 바뀌면 잠들기 어렵고 등등. 이러한 수면 문제는 결국 인슐린 저항성을 높이고, 한편으로는 불면증으로 인해 뇌를 충분히 쉬어줄 수 없기에 뇌가 필요로 하는 포도당이 많아져 혈당이 높아진다.

마지막으로 예민한 경향이며, 스트레스에 민감한 편이다. 남들과 똑같은 사건을 마주했을 때 훨씬 더 예민하게 받아들이고, 과도한 스트레스를 받는다. 스트레스가 심하면 누구나 혈당이 일시적으로 300~400mg/dL 이상까지 높아질 수 있는데, 특히나 예민한 마른 당뇨인이 스트레스에 지속적으로 노출되면 혈당이 계속 높아지다 결국 당뇨가 오는 것이다.

2 | 마른 당뇨는 도대체 왜 걸릴까?

마른 당뇨의 원인에 대해서는 여러 가지 의견이 있다.

① 췌장 크기

2018년에 국제 저널인《Diabetes, Obesity and Metabolism(당뇨병, 비만 그리고 신진대사)》에 게재된 논문에 따르면 한국인은 서양인에 비해 식사량이 적고 비만도도 낮지만, 상대적으로 체구가 작아서 인슐린을 분비하는 췌장의 크기도 더 작은 것을 확인했다. 한국인 췌장의 절대적인 크기가 작기 때문에 인슐린 분비 기능이 36.5% 더 떨어져 당뇨에도 잘 걸린다는 연구 결과였다. 국내에 당뇨인이 증가하는 원인에 대해 새로운 근거를 제시한 데 의의가 있는 내용으로, 이에 따르면 체구가 작은 것, 마른 것이 당뇨의 한 원인이 됨을 알 수 있다.

② 내장지방

내장지방은 체내 장기 사이에 축적된 지방을 말한다. 보통은 BMI가 증가함에 따라 내장지방이 증가하지만 마른 당뇨인은 그렇지 않다. 팔다리는 가늘어 왜소해 보이지만 배만 볼록하게 나온 복부비만의 경우 내장지방이 있을 수 있고, 이러한 내장지방이 인슐린 저항성을 증가시키기에 당뇨가 발병할 수 있다.

③ 스트레스

과도한 스트레스 자체가 당뇨를 유발한다. 노르웨이 과학기술대 신경과학 연구팀은 약 4만 명을 대상으로 한 연구에서 불안증 혹은 우울증이 있는 사람이 10년 후 2형 당뇨가 생길 위험이 그렇지 않은 사람에 비해 더 높다고 밝혔으며, 영국의 중년 공무원 약 6000명을 대상으로 한 연구에서도 사회 심리적 스트레스가 약 15년 후 2형 당뇨 발병률을 높인 것으로 나타났다.

스트레스를 받을 때 음식을 찾는 사람도 있고 음주와 흡연을 반복하는 사람도 있다. 전자의 경우 주로 단 음식, 즉 혈당을 빠르게 높이는 정제 탄수화물을 먹는 경향이 있고 후자의 경우 식사와 운동이 불규칙해지기 쉽다. 어느 쪽이든 모두 결국은 당뇨로 이어지게 된다. 본래 스트레스는 면역계와 내분비계 시스템에 지속적인 악영향을 줘 당뇨를 유발할 수 있다. 그런데 더 최악의 상황은 당뇨 역시 그 자체로 스트레스를 유발하고 악화시킨다는 점이다. 따라서 스트레스는 당뇨 악순환 고리의 시작이기 때문에 이를 어떻게 관리하고 해소하는지가 당뇨 치료의 관건이 된다.

④ 수면 부족

수면 시간이 줄어들면 인슐린 작용이 억제되고 인슐린 내성은 높아져 혈당 관리가 어렵다. 특히 코골이나 수면무호흡증으로 수면의 질이 떨어진다면 스트레스 호르몬인 코르티솔 분비가 증가해 혈당이 높아진다. 실제로 수면의 질이 좋지 않은 날 공복혈당을 체크해보면 평소보다 공복혈당 수치가 더 높아진 것을 확인할 수 있다.

마른 당뇨가 발생하는 원인 중 본원에서 가장 주목하는 것은 바로 수면 부족과 스트레스다. 실제 임상에서 마른 당뇨인 중 수면과 스트레스 문제가 없는 경우를 찾기 힘들 정도다. 이에 마른 당뇨가 발생한 원인의 80% 이상을 수면과 스트레스 문제로 보고 있으며, 실제 진료에서도 이를 강조한다. 〈Part 5〉의 실제 치료 사례에서 더 자세히 확인할 수 있다.

마른 당뇨인은 왜
살이 찌지 않을까요?

첫째, 관리를 너무도 철저히 하기 때문이다.

당뇨 진단 후, 음식 섭취는 줄이고 한편으로 운동은 과도하게 하는 유형에 해당한다. 음식과 운동 관리를 철저하게 하는 만큼 체중이 줄어드는데, 체중이 주는 것을 걱정하면서도 혈당이 오를까 봐 음식량을 늘리지 못한다. 결국 체중이 500g만 빠져도 아쉬워하고, 스트레스는 받지만 한편으론 체중이 늘어나려면 더 먹어야 한다는 아주 간단한 사실을 혈당 때문에 무시해버리는 유형이다.

둘째, 체질적으로 원래 살이 잘 찌지 않기 때문이다.

입이 짧아 많이 먹지 않거나, 배가 고프지 않으면 굳이 음식을 먹지 않는 유형에 해당한다. 특히 스트레스를 받으면 음식을 잘 먹지 못하거나 체하는 특징이 있다. 이때의 마른 체형은 집안 내력이라고 볼 수 있다. 소화 기능이 약하게 태어나서 많이 먹으면 더부룩하고 소화흡수가 잘 안 되는 체질이다. 태생적으로 살이 찔 수가 없다.

이런 유형의 사람을 한의학에서는 소음인이라고 한다. 인체 장부 기능 중 소화 기능이 약하고 신장 기능이 강하다. 원래도 입이 짧아 많이 먹지 못하지만 소화흡수력이 약하다 보니 영양분을 흡수시키지 못하고 배설해버려 살이 잘 찌지 않는다. 《동의보감》에 따르면 "살이 찌기 위해서는 위장이 튼튼해야 한다. 그래야 음식을 통해 에너지를 흡수하고 인체에 저장하여 결과적으로 살이 오르고 근골격이 튼튼해진다."라고 하는데, 소화기능이 약해 체질적으로 살이 찌기 어렵다.

셋째, 잠을 늦게 자거나 불면증에 시달리기 때문이다.

살이 찌기 위해서는 성장호르몬이 필요하다. 성장호르몬이 충분해야 근육도 잘 생긴다. 이러한 성장호르몬은 밤 10시부터 새벽 1~2시 사이에 집중적으로 분비되는데 만약 수면이 부족하거나 깊지 못하면 성장호르몬이 충분히 분비되지 못해 살이 잘 찌지 않는다. 이처럼 수면의 양과 질은 성장호르몬을 위해 매우 중요하다. 더불어 스트레스 또한 성장호르몬 분비를 방해하기 때문에 스트레스를 많이 받아도 성장호르몬이 충분하지 못해 결과적으로 살이 찌지 않는다.

넷째, 당뇨가 매우 심한 상태인 경우에는 요당이 나오기 때문이다.

혈당이 높으면 우리 몸은 혈당을 낮추기 위해 혈액 속 포도당을 몸 밖으로 배출한다. 이를 요당尿糖이라고 하는데, 한자 그대로 '소변에서 포도당이 빠져나가는 것'으로, 포도당은 에너지원이기 때문에 우리 몸의 에너지가 몸 밖으로 빠져나가는 것을 의미한다. 살이 찌려면 에너지인 포도당이 우리 몸에 잘 저장돼야 하는데, 포도당이 소변을 통해 배출되면 에너지원이 부족해진다. 어쩔 수 없이 근육을 분해해 에너지원으로 사용하게 되고, 그 결과 근육은 줄어들고 몸은 점점 마르게 되는 것이다.

 만약 최근에 체중이 급격하게 빠졌는데 혈당이나 당화혈색소를 재보니 당뇨가 아니라면 당뇨 외에 다른 질환이나 문제가 있는 건 아닌지 검사해봐야 한다.

① 갑상샘항진증
티록신이라는 갑상샘호르몬은 인체의 기초대사를 조절하는 호르몬으로 기초대사율의 항진, 단백질 분해, 지질대사 촉진, 당대사 작용을 한다. 이 호르몬이 과잉 생산되면 신진대사를 촉진시켜 근육과 지방이 감소하고 이는 체중 감소로 이어진다. 갑상샘항진증 상태가 지속될수록 포도당의 흡수, 이용 및 생산이 증가해 고혈당이 되기 쉬우며 체중 감소가 더 급격히 진행될 수 있다. 즉 갑상샘항진증이 있는 경우 마른 체형이 될 가능성이 크다.

② 크론병
소장과 결장에서 발생하는 빈도가 높다고 알려져 있지만 실제로 구강에서 항문까지 모든 위장관에서 발생하는 원인불명의 만성 염증성 장질환을 총칭한다. 설사, 혈변, 복통 증상이 나타나며 심해지면 우울증까지 올 수 있는 질환이다. 명확한 원인은 아직 밝혀지지 않았으나 면역체계가 이상해져서 음식 혹은 감염원에 과도하게 반응하

기 때문이라고 추측된다. 장에 지속적인 염증이 발생하면 영양분의 소화흡수가 원활하지 않고 식욕이 떨어져 마른 체형이 되기 쉽다. 더불어 반복되는 설사 또한 마른 체형을 부르는 또 하나의 원인이다.

③ 암

암은 체중 감소를 유발하는 대표적인 소모성 질환이다. 암세포는 정상세포보다 빨리 자라는 특성이 있어 몸속에 저장된 단백질과 탄수화물을 빼앗아간다. 또 암세포는 소화기관의 통로를 누르거나 막아버리기도 하는데 이렇게 되면 음식물이 위와 소장을 통과하지 못하고 토하게 돼 살이 빠지기도 한다.

당뇨는 아닌데 체중 감소의 원인이 위의 세 가지에도 해당하지 않는다면 심장, 간, 신장 등에 문제는 없는지, 감염증, 만성 설사, 약물 부작용, 우울증 등 정신적인 문제는 아닌지도 고려해볼 필요가 있다.

마른 당뇨, 살이 찌려면
어떻게 해야 할까요?

대부분의 마른 당뇨인은 식탐이 적고, 과식하면 속이 더부룩해져 음식 먹는 걸 그리 즐기지 않는다. 비만한 당뇨인에 비해 음식 섭취량이 적고 먹는 속도도 느린 편이라 당뇨 진단을 받고 나서 막상 줄일 음식량이 없는 경우도 많다. 만약 마른 당뇨인이 무리해서 음식량을 줄이면 사람이 더 무기력해지고 전신에 피로감이 몰려오게 된다. 따라서 마른 당뇨인이라면 혈당도 조절되면서 적절한 에너지 공급을 통해 살도 찔 수 있는 효과적인 식사법이 필요하다. 혈당 관리를 위해 유산소운동을 무리해서 하는 것도 좋지 않다. 체중이 오히려 줄고 지치게 된다. 이제부터 마른 당뇨인이 체중을 늘리기 위해 지켜야 할 올바른 생활 관리 원칙 다섯 가지를 살펴보자.

첫째, 균형 잡힌 식단인 한식을 넉넉하게 먹는다.

한식은 당뇨인이 먹어야 하는 영양소의 비율을 잘 갖추고 있고, 집에서든 밖에서든 언제든지 먹을 수 있는 식단이다. 반대로 정제 탄수화물인 밀가루 음식과 패스트푸드, 주스 등으로 끼니를 대체하는 것은 혈당을 급격히 올리기 때문에 권장하지 않는다. 한식을 먹을 때는 과할 정도로 음식량을 줄이지 말고, 필요한 만큼 넉넉하게 먹어야 한다. 아무리 좋은 식단이라도 음식량이 부족하면 살이 찔 수가 없기 때문이다. 한식을 골고루 먹고, 넉넉하게 먹도록 하자.

둘째, 아침 식사를 반드시 한다.

만약 전날 저녁에 식사를 하고 그다음 날 아침을 거르고 정오에 점심을 먹는다면 약 15시간 이상 공복 상태가 된다. 공복 상태가 길수록 그만큼 먹는 양은 줄어든 것이기 때문에 살이 찌기가 더욱 어렵다. 아침 식사를 거르지 말자.

셋째, 단백질을 적절하게 섭취한다.

우리 몸의 여러 신체조직을 구성하는 데에 꼭 필요한 영양소가 바로 단백질이다. 당뇨에 고기와 달걀이 안 좋다는 말을 듣고 무조건 줄인 당뇨인이 있었는데, 고기를 과식할 필요는 없지만 하루 필요량만큼은 반드시 섭취해야 몸의 건강을 유지할 수 있다. (물론 단백질은 채소에도 있다. 그러니 꼭 고기로만 섭취할 필요는 없다.)

한 끼 식사에서 단백질의 적정량을 알아보면 기름기가 적은 살코

기와 생선은 50~100g, 달걀은 1~2개, 두부는 100~150g 정도이다. 고기와 생선은 기름기가 적은 부위를 골라야 하고, 생선은 종류마다 다르지만 15cm 정도의 크기, 고기는 본인 손바닥의 3분의 2 정도 크기이면 된다. 두부 100~150g은 두부 반 모 정도를 생각하면 된다. 만약 심장질환이 있거나 콜레스테롤 수치가 높은 당뇨인이라면 육류 단백질보다는 식물성 단백질, 생선 등을 먹는 것이 좋다. 거품뇨가 많거나 신장에 합병증이 왔다면 언급한 단백질량을 반으로 줄여서 먹고, 싱겁게 먹도록 한다.

넷째, 근력운동 위주로 운동한다.

운동에는 유산소운동과 근력운동이 있는데 유산소운동은 지방을 연소시켜서 체중이 감소할 수 있다. 따라서 마른 당뇨인에게 정말 필요한 건 근력운동이다. 근력운동을 통해 근육이 만들어져야만 체중이 증가할 수 있기 때문이다. 마른 당뇨인은 유산소운동보다는 근력운동 위주로, 너무 무리하지 않고 체력에 맞춰 강도와 시간을 조절해가며 운동하도록 한다.

다섯째, 잠을 충분히 잔다.

잠을 충분히 자야만 성장호르몬 분비가 왕성해지고, 결과적으로 살이 찐다. 성장호르몬은 아이만 아니라 살이 찌고 싶은 마른 당뇨인에게도 매우 소중한 호르몬이다. 성장호르몬은 밤 10시부터 새벽 1~2시 사이에 왕성하게 분비되는 만큼 일찍 잠자리에 들어 7시간 이상 숙면을 취하는 습관을 들여야 한다. 특히 마른 당뇨인은 피로감을 잘 느끼므로 충분한 휴식과 수면을 유지하도록 노력한다.

체중을 줄이고자 할 때 식사량을 줄이고 유산소운동을 열심히 하듯이, 반대로 체중을 늘리고자 할 때는 식사량을 늘리고 근력운동을 열심히 해야 한다. 앞서 이야기했던 것처럼 한식 위주의 식사를 하고 아침식사는 거르지 않도록 하며 단백질을 적절히 섭취하는 것이 좋다. 운동은 근력운동 위주로 하고 충분히 수면을 취하는 것도 중요하다. 이 다섯 가지 원칙을 잘 실천한다면 체중을 늘리거나 유지하면서도 궁극적 목표인 혈당 잡기까지 성공할 수 있다.

마른 당뇨인,
음식은 이렇게 섭취하세요

1 | 마른 당뇨인이 탄수화물을 먹어도 될까?

대부분의 당뇨인은 끼니마다 잡곡밥을 먹고 있을 것이다. 쌀밥은 혈당을 높일까 봐 못 먹고 대신 현미 등 여러 곡류를 넣은 잡곡밥을 먹는다. 언제부터 당뇨인은 잡곡밥, 특히 현미밥을 먹어야 한다는 강박관념이 생겼을까? 쌀밥은 무조건 나쁘고 현미밥은 무조건 좋을까?

현미는 백미에 비해 단백질, 섬유질, 비타민 B가 8% 정도 많으며 혈당을 완만히 높인다고 알려져 있다. 이것이 당뇨인을 현미밥에 집착하게 만들었다. 하지만 본원에서는 굳이 현미밥에 집착하지 말 것을, 잡곡밥 위주로 먹되 때로는 쌀밥을 먹어도 됨을 설명한다.

2018년 농촌진흥청에서 발표한 내용에 따르면 쌀은 다당류이기에 소화와 흡수가 서서히 진행돼 인슐린 분비가 안정적으로 유지된다고 한다. 또한 백미와 현미는 영양학적으로 큰 차이가 없기 때문에 백미를 무조건 기피할 필요가 없다는 말도 덧붙였다. 통계적으로 우리나라 당뇨인 중 최대 35%가 당뇨병성 위장장애를 겪고 있다. 따라서 위장장애가 있는 당뇨인이 현미밥만 고집한다면 오히려 소화불량과 복통을 일으켜서 몸이 망가질 수 있다.

최근 저탄고지低炭高脂 식단이라 하여 탄수화물을 극단적으로 줄이는 식사법이 유행한 적이 있다. 이런 유행이 아니어도 많은 당뇨인은 탄수화물 섭취를 기피한다. 그런데 알고 보면 탄수화물은 우리 몸에서 가장 주된 에너지원이며 뇌와 신경계에서 사용되는 최우선 에너지원일 정도로 중요한 영양소이다. 인슐린을 분비시켜 세포 내로 당분이 들어가게 하는 역할도 한다. 만약 사람 몸에 탄수화물이 부족하면 운동 시 필요한 1차 에너지도 부족해져서 근육을 분해해 에너지원으로 쓰게 된다. 그렇게 되면 몸이 야위고 혈당 조절에 더 큰 어려움을 겪을 수 있다. 쌀밥이나 잡곡밥 같은 자연 상태의 복합 탄수화물에는 비타민 B, 마그네슘, 철분 등 필수영양소가 들어 있어서 활력 있는 생활을 원하는 당뇨인이라면 적정량의 탄수화물을 반드시 섭취해야 한다. 따라서 현미에만 집착할 필요는 없으며 무엇보다 극단적으로 탄수화물을 줄이는 식사법을 피해야 한다.

당뇨인이 줄여야 하는 탄수화물은 따로 있다. 바로 밀가루, 백설탕 등 정제 과정을 거친 탄수화물이다. 정제 탄수화물은 가공식품의 주원료로 쓰이며 혈당을 빠르게 올리고 빠르게 떨어뜨린다. 당뇨인에게는 3개월 혈당 평균 수치를 보여주는 당화혈색소도 중요하지만 일상적인 혈당 수치의 변화도 중요한데, 이때 언급되는 게 바로 혈당이 급격히 오르는 혈당 스파이크이다. 정제 탄수화물은 혈당 스파이크를 만드는데, 혈당 스파이크가 나타나면 몸이 해를 입으므로 반드시 정제 탄수화물 섭취를 피하거나 줄여야 한다.

2 | 마른 당뇨인에게 고기 섭취가 중요한 이유

마른 당뇨인의 경우 고기 섭취가 부족하기 쉽다. 소화 기능이 약해서, 고기 특유의 냄새가 싫어서, 무엇보다 당뇨가 걱정돼서 고기 섭취량을 줄이는 경우가 많기 때문이다. 그러나 살이 쪄야 하는 마른 당뇨인일수록 적정량의 고기와 단백질 섭취는 필수이다. 특히 고단백 음식을 보충하는 게 좋은데 그러기엔 고기만 한 것이 없다. 구체적으로 마른 당뇨인이 고기를 먹어야 하는 이유를 살펴보면 다음과 같다.

첫째, 근육이 빠지는 것을 막기 위해서이다.
살을 찌울 때처럼 근육을 만들 때도 단백질이 필요한 만큼 고기를 적절히 섭취해야 한다. 단백질은 동물성 단백질과 식물성 단백질로 나뉘는데, 동물성 단백질의 대표 음식인 고기에는 근육을 만드는 데에 유용한 영양분이 식물성 단백질보다 더 많다. 고기를 먹으면 단백질 외에 비타민 B군, 철분, 셀레늄, 아연, 나이아신 등 필수영양소도 한꺼번에 섭취할 수 있다.

둘째, 비타민 B12 결핍으로 인해 발생하는 근육통을 예방할 수 있기 때문이다.

당뇨약 중 가장 많이 쓰이는 약물로 메트포르민 계열이 있는데 당뇨인이 메트포르민을 장기 복용할 경우 비타민 B12가 결핍되기 쉽다. 이로 인해 근육통 증상이 몸 이곳저곳에 나타날 수 있는데, 이때 고기만 적절히 먹어줘도 비타민 B12가 충분히 채워져서 근육통을 예방할 수 있다. 당뇨인이 손발 저림 증상을 느낄 때도 단백질이 충분한 균형 잡힌 식사를 하고 있는지 따져봐야 한다.

셋째, 고기에는 기분을 좋게 해주는 세로토닌의 원료, 트립토판이 많이 들어 있기 때문이다.

세로토닌은 수면 호르몬인 멜라토닌의 원료가 되어 당뇨인의 숙면을 도와준다. 숙면은 당뇨 극복을 위해 매우 중요하기 때문에 수면 호르몬의 원료가 되는 고기 섭취가 꼭 필요하다. 고기는 다른 음식보다 포만감이 지속되는 시간이 길어 수면 중 배고픔을 유발하지 않는 것도 숙면을 돕는 효과로 볼 수 있다.

고기 대신 편하게 단백질 보충제를 먹으면 되지 않을까, 라고 생각하는 사람도 있을 것이다. 그러나 단백질 보충제는 신장에 부담을 줄위험이 있다. 단백질이 몸에 자연스럽게 흡수되기 위해서는 자연에서 자란, 자연에서 길러진 형태 그대로의 단백질을 섭취하는 것이 좋다는 점을 명심하자.

마른 당뇨인을 위한 추천 고기 세 가지

재미있는 말이 있다. "기분이 저기압일 땐 고기 앞으로!" 이 말을 살짝 바꿔 "마른 당뇨인의 건강을 위해서라면, 고기 앞으로!"라고 외치고 싶다. 당뇨인에게 좋은 고기란 지방은 적고 단백질이 풍부한 부위이다. 그렇다면 마른 당뇨인에게 더 좋은, 추천하고 싶은 고기에는 어떤 것이 있는지 살펴보자.

① 돼지고기

많은 당뇨인이 돼지고기에는 포화지방산이 많아 콜레스테롤 수치를 높일 거라고 생각하는데, 여기에는 오해가 있다. 같은 돼지고기도 부위마다 다르기 때문이다. 《동의보감》에 보면 "돼지고기는 힘줄과 뼈를 튼튼하게 하고 허약한 사람을 건강하게 한다. 그리고 돼지고기의 몸통 부분이 당뇨병 증상을 치료한다."는 기록이 있다. 영양학적으로 돼지고기에는 불포화지방산이 약 50%가량 들어 있어 나쁜 콜레스테롤 조절에 도움을 준다. 또한 돼지고기는 소고기나 닭고기보다 비타민 B1과 칼륨이 풍부한데, 비타민 B1을 충분히 섭취하면 당뇨를 예방할 수 있고 혈당 관리 측면에서도 도움이 된다는 연구 결과가 있다. 돼지고기는 우리 몸에서 합성할 수 없어 반드시 식품으로 섭취해야 하는 필수아미노산 9종을 모두 포함하고 있으며, 다른 고기에 비해 단백질 조성도 매우 우수하다.

단, 포화지방산 함량이 다른 부위에 비해 높은 삼겹살이나 갈비보다는 안심, 등심, 앞다리살(전지)을 선택하는 것이 좋다. 돼지고기를 건강하게 먹기 위해 기억할 팁! 돼지고기는 성질이 서늘하기 때문에 마늘, 부추, 대파 같은 따뜻한 성질의 식품과 궁합이 맞는다. 또 새우젓, 매실을 돼지고기와 함께 먹으면 마른 당뇨인의 소화에 도움이 된다.

② 소고기

특히 소화 기능이 약하거나 설사가 잦은 마른 당뇨인이라면 소고기가 좋다. 《동의보감》에서는 "소고기는 성질이 평平하며 약간 따뜻하다."고 했다. "소화기를 튼튼하게 해주며, 토하거나 설사하는 것을 멈추어주고, 소갈消渴과 부종을 낫게 한다."는 기록도 있다. 소고기에는 콜라겐이 풍부하기 때문에 관절이 약한 당뇨인에게 더욱 좋다. 더불어 소고기의 풍부한 비타민 B₂는 위장을 발달시키고, 위 점막의 건강을 유지해주며, 크롬 성분이 많이 함유돼 있어 인슐린 작용을 강화해준다.

당뇨인이 소고기를 택할 때는 마블링이 많지 않은 부위를 고르는 것이 좋다. 추천 부위는 안심, 채끝, 목심, 사태, 우둔살이다. 소고기와 궁합이 좋은 식품으로는 배, 무, 깻잎, 브로콜리, 두릅, 버섯이 있으며 상극인 식품으로는 부추가 있다.

③ 닭고기

《동의보감》에 "닭고기는 성질이 따뜻하고 오장의 허약 증상을 다스리고 기력을 늘린다."고 되어 있으며, 세종대왕은 소갈을 치료할 때 흰 수탉인 백웅계를 삶아 국이나 죽으로 드셨다고 한다. 또한 닭고기는 오래된 당뇨로 부족해지기 쉬운 기혈을 보충하는 보양식으로 여겨왔다.

닭고기는 다른 고기에 비해 비타민 A가 많다. 아르기닌과 같은 필수아미노산은 식후혈당이 오르는 것을 막아준다. 이 때문에 닭고기는 오래전부터 당뇨인에게 좋은 식품으로 분류되어 있다. 추천 부위는 안심, 가슴살, 어깨살이다.

닭고기와 궁합이 좋은 식품으로는 대파, 마늘, 인삼 등이 있다. 삼계탕 끓일 때 같이 넣는 재료를 떠올리면 기억하기 쉽다. 그러나 자두, 미나리, 셀러리는 닭고기와 상극이므로 함께 먹는 것을 피해야 한다.

※고기를 섭취할 때는 이렇게!

첫째, 고기의 내장 부위는 콜레스테롤 함량이 높으므로 가능한 한 먹지 않는다.

둘째, 고기의 적정 섭취량은 한 끼에 100g 이내, 손바닥 크기의 3분의 2 정도이다. 만약 당뇨로 인해 소변에 거품이 발생한다면 하루 한 끼 정도로 고기 섭취를 제한하는 것이 좋다.

3 | 마른 당뇨인, 좋은 지방 섭취도 필요하다

마른 체형의 사람이 살찌기 위해선 고칼로리, 고단백 음식을 먹어야 한다. 그렇다고 포화지방산을 내 몸에 채울 순 없다. 버터처럼 상온에서 고체 상태인 포화지방산은 식후혈당 수치를 높일 수 있고, 혈관과 내장에 지속적으로 쌓이면 각종 문제를 일으키기 때문이다. 반면 상온에서 액체로 존재하는 불포화지방산은 내 몸에 불필요한 지방이 쌓이는 걸 막는 이로운 역할을 하므로 섭취하는 것이 좋다. 매일 먹으면 좋은 지방에는 어떤 것이 있는지 살펴보자.

① 올리브오일

올리브오일의 주요 지방은 불포화지방산이며 오메가-6, 오메가-3와 같은 다중 불포화지방산과 올레산 같은 단일 불포화지방산을 포함한다. 다중 불포화지방산은 LDL-콜레스테롤 수치를 떨어뜨려 심장질환의 위험을 낮춰주며, 단일 불포화지방산은 염증을 줄이고 암과 관련된 유전자에 영향을 미쳐 항암 작용을 하는 것으로 알려져 있다.

이 외에도 올리브오일의 장점은 정말 많다. 위궤양과 위암을 유발하는 헬리코박터균을 파괴해 위장 건강에 좋으며, 채소에 곁들여 먹으면 체내 비타민 흡수가 잘된다. 많은 연구에서 당뇨인에게 올리브오일 섭취가 좋음을 밝히고 있는데, 당뇨인이 올리브오일을 꾸준히 섭취하면 인슐린 민감도를 높여준다는 연구 결과도 있고, 올리브오일이 풍부한 지중해식 식사가 2형 당뇨의 위험을 40% 낮춰준다는 연구 결과도 있다.

올리브오일이 마른 당뇨인에게 더욱 좋은 이유는 1큰술이 119kcal에 해당할 만큼 칼로리가 높아 꾸준히 먹는 것만으로도 체중 증가에 도움이 되기 때문이다. 올리브오일 1~2큰술을 샐러드나 밥에 살짝 뿌려 섭취하면 되니 먹는 방법도 아주 간편하다. 대신 아무 올리브오일이나 먹지 말고 꼭 엑스트라버진 오일을 선택하도록 한다. 첨가물이 없고 열이 가해지지 않은 순수 압착 기름이기 때문에 몸에 더욱 좋다.

② 아보카도

아보카도는 불포화지방산과 단백질이 풍부한 과일이다. 미국 임상영양학 저널에 기재된 한 연구 결과에 따르면 아보카도와 같은 식물성 불포화지방산을 많이 먹은 여성의 경우 그렇지 않은 여성보다 당뇨 위험이 25% 감소한 것으로 나타났다. 아보카도의 당분은 1% 정도에 불과해 당뇨인도 혈당 걱정 없이 섭취할 수 있다. 또한 100g당 칼로리가 160kcal이기 때문에 하루에 1개 정도를 꾸준히 먹는다면 건강한 체중 증가에도 도움이 된다.

③ 견과류

아몬드, 호두, 땅콩, 브라질너트, 피스타치오 등의 견과류는 당질은 적고 불포화지방산이 많아 당뇨인이 부담 없이 먹을 수 있는 대표 음식이다. 견과류에는 오메가-3, 올레산, 리놀레산, 비타민 E, 트립토판, 마그네슘 등이 많이 들어 있어 매일 견과류를 1움큼씩 먹게 되면 '기적의 미네랄' 효과를 맛볼 수 있다.

더불어 견과류는 체내에 생성되는 활성산소를 제거해 강력한 항산화 작용을 하며, 우리 몸에 에너지를 공급하고 면역력을 키워준다. 운동 후 견과류를 섭취하면 근육 강화에도 도움을 준다. 특히 혈당을 급격히 올리지 않으며 언제 어디서든 간편하게 섭취가 가능하기 때문에 당뇨인에게 더욱 좋다.

견과류는 하루 1줌, 25~30g 정도가 적당하다. (브라질너트는 하루 2~3개) 설탕이나 소금이 첨가된 것보다 간이 되지 않은 것, 신선한 견과류를 먹는 것이 좋다.

4 | 마른 당뇨인의 혈당 조절에 도움을 주는 음식

① 여주

울퉁불퉁한 모양의 여주는 '먹는 인슐린'이라는 별명을 갖고 있을 정도로 인슐린을 풍부하게 함유한 식품이다.

주로 차로 끓여 마시거나 피클을 만들어 먹는다. 여주 자체의 맛이 굉장히 쓰기 때문에 일반적인 채소처럼 이용하기는 어렵고, 소금에 오래 절여두거나 끓는 물에 살짝 데치면 쓴맛을 줄일 수 있다.

여주는 찬 성질을 지녔다. 여주를 먹고 불편함을 호소하는 경우가 있는데, 이는 찬 성질로 인해 소화가 잘 되지 않기 때문이다. 평소 소화기가 약하다면 소량만 섭취하거나 따뜻한 성질을 가진 생강, 파, 고추 등을 같이 넣어 요리하도록 한다. 여주를 먹고 입이 마르거나 속이 쓰리거나 소화가 되지 않는 경우 섭취를 중단하는 것이 좋다.

② 돼지감자

'국우菊芋, 뚱딴지, 뚝감자'라고도 불리는 돼지감자는 췌장의 인슐린 분비를 촉진하고 혈당을 낮추는 데에 도움을 주는 '이눌린' 성분을 풍부하게 함유하고 있다. 혈당을 낮추고 싶은 많은 당뇨인이 돼지감자에 관심을 갖는 이유이다.

돼지감자는 이름처럼 감자와 비슷할까? 아니다. 돼지감자는 북아메리카가 원산지로, 과거 그곳에서 돼지의 사료로 사용된 데에서 이름이 유래했다는 이야기가 전해진다. 또한 꽃과 잎 모양은 전혀 감자를 연상시키지 않지만 캐보면 엉뚱하게도 감자를 닮은 뿌리가 달려 있어서 뚱딴지라고도 불린다.

돼지감자의 원산지인 북아메리카는 겨울이 길고 한랭한 냉온대 지역으로, 이처럼 차가운 지역에서 자라기 때문에 돼지감자 스스로는 따뜻한 성질을 가지고 있다. 몸이 찬 사람이 먹으면 몸을 따뜻하게 해 도움이 되지만 반대로 평소 열이 많고 더위를 많이 탄다면 조금씩 섭취하도록 한다.

돼지감자는 식감도 감자와 전혀 다르다. 감자 맛을 상상하고 먹었다가 실패한 경우도 많아 다음의 섭취법을 소개한다.

하나는 차로 끓여서 마시는 것으로, 물 2L에 말린 돼지감자 30g 정도를 넣어서 끓이면 된다. 또 하나는 깍두기를 담가 반찬으로 먹는 것으로, 아삭아삭한 식감과 양념 맛으로 꾸준히 먹기 좋은 방법이다.

③ 마늘

항산화, 항염증 효과와 면역력 증진에 뛰어난 식품으로 알려져 있는 마늘은 혈당 조절에도 도움을 준다.

마늘을 섭취한 실험군과 섭취하지 않은 대조군을 비교했을 때 마늘을 섭취한 그룹의 혈당이 더 크게 감소했다는 실험 결과도 있다. 그렇다면 마늘은 얼마나 먹어야 할까?

하루 1쪽 정도를 권한다. 한식 위주의 식사를 할 경우 요리에 사용하는 마늘 양만으로도 충분할 수 있다. 더 섭취하고 싶다면 1쪽 정도를 얇게 저며서 생으로 먹거나 가루, 환 등으로 대체해 먹어도 된다.

④ 녹차

녹차는 특히 항산화 물질이 풍부해 당뇨나 고혈압 같은 혈관성 질환에 좋다. 녹차의 첫맛은 쓰고 텁텁하지만 구수한 감칠맛이 뒤따른다. 쓰고 텁텁한 맛은 녹차의 대표 성분인 카테킨 때문이다. 이 외에도 녹차에는 여러 가지 좋은 성분이 함유되어 있다.

플라바놀은 일산화질소NO, Nitric Oxide 의 생성을 촉진해 혈관을 팽창시키고 혈류의 순환을 돕는다. 또한 항산화 작용이 활발해 혈관 노화를 방지하고 특히 소화기관 내에서 콜레스테롤의 흡수를 저해해 나쁜 콜레스테롤인 LDL을 낮춘다.

폴리페놀인 에피갈로카테킨 EGC 은 탁월한 항염증 효과가 있어 우리 몸속 만성염증을 유발하는 당뇨 치료에 큰 도움을 준다.

녹차에 함유된 카페인과 테아닌은 정신건강에 매우 유익하다. 인체 각성 작용을 해주는 카페인과 중추신경을 이완시키고 스트레스를 풀어주는 테아닌이 적절한 조화를 이루기 때문이다. 카페인의 1일 적정 섭취량(성인 기준)은 400mg인데 녹차 1잔에서 우러나는 카페인 양은 약 50mg에 불과하므로 신경이 예민하거나 수면장애가 있는 사람이라면 카페인 함량이 높은 커피보다 녹차를 마시는 것이 좋다.

녹차는 알칼리성을 띠기 때문에 당뇨인의 갈증 해소에도 좋다. 《동의보감》에 따르면 녹차는 찬 성질이 있어 답답함을 없애고 열을 내려주며 갈증을 없애고 소화를 돕고 눈과 머리를 맑게 해준다고 한다.

여기서 잠깐, 녹차로 대표되는 차의 종류에 대해 살펴보고 가자. 우리가 주로 접하는 '녹차' 외에 홍차, 우롱차, 보이차, 말차 등도 흔히 듣는 차 이름이다. 서로 어떻게 다른 걸까?

본래 차는 새로 난 차나무 가지의 어린잎을 채취한 후 고온에서 말려 정제한 것을 말하는데, 발효 정도에 따라 크게 녹차, 우롱차, 홍차로 구분한다. 후발효 과정을 거친 것은 보이차라 한다. 이 중 어린잎의 타닌을 절반 정도만 발효시킨 것이 우롱차(일명 '오룡차'), 타닌을 85% 이상 발효시킨 완전 발효차가 홍차이다. 말차는 찻잎을 쪄서 말린 후 잎맥을 제거하고 곱게 갈아 만든 가루차를 가리킨다. 모두 같은 차나무에서 나오는 형제이다. 정제 과정을 여러 번 거칠수록 카페인과 타닌 성분이 많이 줄어들어 차 맛이 훨씬 부드럽고 구수하지만 유효 성분은 감소하게 된다. 빠른 두뇌 회전과 활동이 필요할 때는 말차처럼 다소 진한 차를, 반대로 느긋하게 쉴 때는 우롱차나 홍차와 같이 구수한 차를 선택하는 것이 좋다.

녹차를 마실 때 주의해야 할 사항도 있다.

녹차 속 타닌 성분은 철분, 칼슘 같은 무기질과 잘 결합해 이들의 체내 흡수를 방해한다. 따라서 임신 중이거나 빈혈이 있는 경우 궁합이 잘 맞지 않는다. 철분제나 위장약을 복용 중이라면 30분 정도의 간격을 두고 마시는 것이 좋다.

성질이 차가운 녹차는 배가 차거나 소화기가 약하고 식욕이 적은 사람에게도 맞지 않는다. 또 평소 수면장애가 있다면 녹차는 되도록 삼가고 마시더라도 늦은 시간은 피하도록 한다.

⑤ 식초

식초 vinegar 의 어원을 보면 프랑스어로 포도주 vin 와 신맛 aigre 을 합친 '시큼한 술, 비네르 vinaire'에서 유래했다. 그 자체로 음료가 되거나 음식에 넣는 양념으로 쓰이며, 혈당 조절에 도움을 준다고 알려져 있다.

2014년 영국 옥스퍼드 대학교에서 발간하는 《뉴트리션 리뷰 Nutrition Reviews》에는 식초가 당뇨병 치료에 어떻게 도움을 주는지 그 근거를 제시하는 논문《「Effect and mechanisms of action of vinegar on glucose metabolism, lipid profile, and body weight」,2014》이 실렸다.

식초의 혈당 조절에 관련된 기존 논문들을 종합한 이 논문에 따르면 고탄수화물을 먹기 전에 식초를 마시는 경우와 고탄수화물을 먹고 나서 식초를 마시는 경우 인슐린 민감성을 비교했더니 각각 34%, 19% 향상을 보였다. 고탄수화물 식사에 식초를 첨가했을 때는 유의미한 항혈당 작용이 있었지만 저탄수화물 식사나 섬유질이 많은 식사의 경우 식초로 인한 항혈당 작용이 미미했다. 이로 미루어 식초가 탄수화물의 흡수를 지연시키는 데 도움이 된다고 논문은 말한다.

2형 당뇨가 잘 조절되고 있는 27명의 피험자를 대상으로 각각 1400mg, 15mg이 들어 있는 실험약(위약)으로 하루 2회, 12주간 소규모로 진행한 실험에서도 1400mg을 복용한 그룹에서 당화혈색소가 0.16% 감소한 것으로 나타났다. 또한 1형 당뇨가 있는 환자에게 탄수화물 식사 5분 전에 식초 30mL를 복용하도록 했더니 위약에 비해 식후혈당이 20%나 낮아졌다. 이는 식초를 매일 꾸준히 복용하면 혈당 조절뿐만 아니라 인슐린 저항성도 개선시킬 수 있음을 의미한다.

그렇다면 식초는 혈당 조절에 어떤 방법으로 관여하는 걸까?

앞서 소개한 논문에서는 그 기전에 대해 몇 가지 가능성을 제시했다. 식후혈당 수치는 음식물이 위장에 얼마나 오래 머무는지에 달려 있는데, 이는 십이지장 근위부의 pH 센서가 식초로 인한 산성 자극을 인지해 위장의 배출 활동을 지연시키기 때문이라고 한다.

《동의보감》에는 "식초는 성질이 따뜻하고 맛이 시며 독이 없어 덩어리지고 뭉친 것을 풀고 흉통과 인후통을 다스린다. 또한 모든 육류, 생선, 채소의 독을 없애준다."고 쓰여 있다. 조선시대 궁녀들도 식초를 이용해 늘 체중 관리에 신경 썼다고 한다. 언제 갑자기 왕의 간택을 받을지 모르기에 궁 안에서 "아침저녁으로 식후에 식초로 절인 마늘 2~3쪽을 먹으면 허리가 가늘어진다."는 비방이 유행하기도 했다고 한다. 식초가 혈당의 급격한 상승과 체중 증가를 막아주니 다이어트에 도움이 된 게 아닐까?

실제로 식초가 체중 감량에 도움이 된다는 연구 결과가 있다. 일본 미즈칸 그룹 중앙 연구소에서 진행한 연구(2009년)인데, 175명의 과체중 일본인을 대상으로 식초를 섭취하게 한 뒤 지방 분해, 체중 감량을 확인했더니 매일 식초 1순가락(15mL)을 섭취한 그룹은 체중이 1.2kg, 매일 2순가락(30mL)을 섭취한 그룹은 1.7kg이 줄었다고 한다. 식초가 체중 감량에 도움이 됐음을 알 수 있다.

그렇다면 어떤 식초를 언제 어떻게 먹어야 좋을까?

식초를 복용할 때는 하루 물 1컵(240mL)에 15~30mL 정도의 사과식초를 희석해서 공복에 마시기를 추천한다. 이때 역류로 인한 식도의 자극을 방지하기 위해 식초를 마신 후 약 30분 동안은 눕지 않도록 한다. 단, 입안에 구내염 등의 상처가 있을 경우 식초가 오히려 구강 염증을 악화시킬 수 있으므로 상처가 다 나을 때까지는 복용을 피하는 것이 좋다.

⑥ 사과

당뇨인은 혈당이 오를까 봐 과일을 잘 먹지 못한다. 과일에 함유된 당을 무시할 수 없기 때문이다. 그러나 대부분의 과일이 생각보다 GI·GL지수가 낮아 당뇨인이 섭취해도 괜찮으며, 그 중에서도 사과는 당뇨인이 가장 안심하고 먹을 수 있는 과일이다.

농촌진흥청에 따르면 사과 칼로리는 100g당 57kcal로 다른 과일에 비해 높은 편에 속하지만 수분이 85% 이상, GI 지수는 38로 낮은 편이다. 쉽게 말해 수분이 대부분이라 다른 과일에 비해 혈당을 덜 올린다고 볼 수 있다.

다음 연구에 따르면 사과가 과일이라 혈당을 높일 것이라고 염려하는 것과 달리 오히려 공복혈당을 낮추는 데에 도움이 된다고 한다. 사과 속 섬유질의 25% 이상을 차지하는 '펙틴' 성분은 수용성 섬유질로 당분이 좀 더 천천히 혈관 속으로 들어가게 도와 결과적으로 공복혈당을 감소시키기 때문이다.

2형 당뇨 환자의 공복혈당 및 지질에 미치는 사과의 잠재적 효과를 조사하기 위해 2형 당뇨 환자 98명을 모집하고 식단에 매일 사과 1개를 추가해 섭취하는 그룹 54명과 그렇지 않은 대조군 44명으로 나누어 4주간 공복혈당과 지질 수준을 측정했다. 그 결과 중성지방, LDL-콜레스테롤, 총콜레스테롤이 감소하고 HDL-콜레스테롤은 증가한 것으로 나타났고 무엇보다도 공복혈당이 20mg/dL 정도 감소했다.

(참고 문헌: ⟨Effect of Apple on Fasting Blood Sugar and Plasma Lipids Levels in Type II Diabetes⟩)

사과에는 포도당, 과당 외에도 단백질(1.4g), 섬유질(1.4g), 유기산(0.5g), 비타민 A·B·C, 칼슘, 칼륨, 인 등 다양한 영양소가 들어 있어 비타민과 미네랄을 섭취하기에 좋다. 혈당이 오를까 봐 과일을 무조건 피하다 보면 그 속에 함유된 비타민과 미네랄을 놓칠 수 있다. 사과를 간식으로 조금씩 먹되 껍질째 섭취하는 것을 권한다.

5 | 살찌고 싶은 마른 당뇨인을 위한 간식

마른 당뇨인이 살이 찌려면 하루 세 끼 규칙적인 식사가 기본이 돼야 하는 것은 당연하며, 칼로리는 있으나 혈당을 덜 올리는 음식을 중간중간 간식으로 먹는 것도 필요하다. 마른 당뇨인의 체중 증가에 도움이 되는 맞춤 간식에는 어떤 것이 있는지 살펴보자.

① 마

마의 별명은 '산속의 장어'이다. 그만큼 자양강장에 뛰어난 식품임을 의미한다. 마에는 소화를 돕는 아밀라아제와 뮤신이 들어 있어 속쓰림과 위경련 완화에 효과가 좋다. 따라서 소화가 잘 안 되는 마른 당뇨인이 마를 꾸준히 먹으면 속이 편안해지고 영양분 섭취에도 도움이 된다. 마의 디아스타아제 성분은 췌장의 인슐린 분비를 돕기 때문에 당뇨인에게 더욱 좋다.

하지만 마의 뮤신 성분은 알레르기 유발 물질이기도 하므로 우선 최소량만 먹어 본인에게 맞는지 평가해보고, 괜찮다면 조금씩 양을 늘려가도록 한다. 마는 우유와 함께 먹는 것이 좋다. 믹서에 마 100g과 마가 잠길 정도의 우유를 넣고 갈아 먹으면 당뇨인에게 좋은 간식이 된다.

② 바나나

바나나는 트립토판과 마그네슘의 훌륭한 공급원이다. 트립토판은 수면의 질을 높여주는 중요한 성분이기에 마른 당뇨인의 수면 관리에 도움이 된다.

바나나는 당뇨인에게 건강한 단맛을 제공한다. 탄산음료나 사탕, 초콜릿 같은 달콤한 간식은 일시적으로 기분이 좋아지게 하지만 점차 더 강도 높은 단맛을 먹어야 비슷한 기분을 느끼는데, 이를 탄수화물 중독(혹은 당 중독, 단맛 중독)이라고 한다. 같은 단맛이라도 바나나의 단맛처럼 중독성 없는 자연의 단맛에 익숙해질 필요가 있다. 당뇨인에게 좋은 바나나는 반점이 없고 꼭지가 약간 초록빛이 도는 싱싱한 바나나이다. 이런 바나나에는 저항전분이 들어 있어 혈당을 천천히 올린다. 따라서 꼭지가 초록빛이 도는 싱싱한 바나나 1개 정도는 당뇨인이라도 먹어도 좋다. 반면 너무 잘 익었거나 갈변한 바나나는 혈당을 급격히 올릴 수 있으니 섭취 시 반드시 주의한다.

③ 요구르트

우유를 소화하지 못하는 유당불내증이 있는 사람도 무리 없이 섭취할 수 있는 발효유인 요구르트는 칼슘, 단백질, 아연, 비타민 B_2·B_5·B_{12} 등의 영양소를 한 번에 복용하여 짧은 시간 안에 에너지를 내는 데 도움을 준다. 특히 요구르트에는 타이로신이라고 하는 아미노산이 많이 함유돼 있는데, 이는 도파민 등의 신경전달물질을 촉진해 스트레스와 피로 해소에 좋다.

요구르트를 하루에 200g씩 꾸준히 섭취하면 당뇨 예방에 도움이 될뿐더러 소화 기능 개선, 심장질환 예방, 암 예방, 골다공증 예방, 피부 미용, 면역력 강화 등의 효과가 있다. 건강을 위해서는 합성첨가물과 설탕을 함유하지 않은 플레인 요구르트나 그릭 요구르트를 섭취하는 것이 좋다.

④ 달걀

달걀은 일상생활에서 가장 저렴하게 섭취할 수 있는 완전식품으로 알려져 있다. 삶은 달걀은 단백질을 보충해주고 소화흡수 과정에서 포도당이 서서히 공급되어 혈당이 일정 수준으로 오랫동안 유지되도록 돕는다.

하루에 삶은 달걀 1~2개를 먹으면 생활에 활력을 얻을 수 있다. 만약 콜레스테롤 수치가 높다 하더라도 이 정도 분량은 무리가 없으니 안심하고 먹어도 된다.

당뇨인이 아침을 먹어야 하는 세 가지 이유

"아침은 황제처럼, 저녁은 거지처럼 먹어라."라는 말은 아침밥의 중요성을 단적으로 나타낸 표현인데, 안타깝게도 많은 사람이 바쁘다는 이유로 종종 아침을 거르곤 한다. 하지만 당뇨인의 경우 아침이 매우 중요하므로, 이 말을 흘려들어서는 안 된다. 당뇨인에게 아침이 특히 중요한 이유를 세 가지로 살펴본다.

첫째, 아침을 먹는 것이 '혈당 관리'에 도움을 주기 때문이다.
당뇨약을 복용하는 당뇨인을 대상으로 한 연구 결과에 따르면 아침을 든든하게 먹은 사람들의 경우 식후혈당이 떨어지고 식후 인슐린 분비 반응이 빠르게 나타났다고 한다.[참고 문헌: 《High-energy breakfast with low-energy dinner decreases overall daily hyperglycaemia in type 2 diabetic patients: a randomised clinical trial》(Diabetologia,2015)] 따라서 당뇨인뿐만 아니라 당뇨를 예방하고자 하는 모든 이는 아침을 꼭 챙기는 것이 좋다.

둘째, 아침을 거르면 '과식'과 '폭식'을 하게 되기 때문이다.
아침을 먹지 않으면 배 속이 비고 배고픈 상태가 길어진다. 그러면 뇌는 자연스럽게 배고프다는 감정의 지배를 받게 되고, '많이 먹어야지.' 하면서 과식과 폭식을 하거나 무의식중에 식사와 식사 중간에 간식을 찾을 확률이 높아진다. 먹는 양이 늘어나니 이로 인해 혈당이 오르고 인슐린 저항성도 같이 증가하게 된다.
또 아침을 먹지 않아 공복이 되면 우리 몸은 에너지 부족 상태에 대비해 모든 영양소를 지방 형태로 저장한다. 지방은 몸의 저장 창고 기능을 해 '뇌가 언제 에너지를 달라고 요구할지 모르니 음식이 들어오면 일단 보관해두자.' 하며 몸집을 점점 불리게 된다. 그러다 비만이 되고 살찌기 쉬운 체질로 바뀌면서 대사증후군의 위험이 높아지고 이상지질혈증도 발생하게 되는 것이다.

셋째, 아침식사가 '스트레스 호르몬'을 낮춰주기 때문이다.
아침을 거르면 뇌에서 생성되는 도파민, 세로토닌 같은 신경전달물질의 균형이 깨져서 스트레스를 유발한다. 스트레스가 많아지면 코르티솔 호르몬이 증가하고 이로 인해 혈당이 올라가게 된다. 즉 아침을 거르면 스트레스를 받아 혈당이 오를 수 있고 도파민의 영향으로 우울감과 같은 감정 변화에도 영향을 주게 되는 것이다. 국민건강영양조사에서도 아침식사를 거르면 우울증이 2배가량 증가한다고 발표했다.

마른 당뇨인,
운동은 이렇게 하세요

1 | 마른 당뇨인에게 운동은 때로 독이 된다

마른 당뇨인이 운동을 너무 무리하게 하면 오히려 안 하느니만 못할 수 있다. 무리한 운동으로 인해 체력이 더 떨어지거나 체중이 더욱 빠지는 역효과가 날 수 있기 때문이다. 마른 당뇨인에게 운동이 때론 독이 되는 이유를 살펴보자.

첫째, 살이 더 빠질 수 있다.

마른 당뇨인이 운동을 하는 가장 큰 이유는 보통 혈당 조절 때문이다. 운동을 하면 인슐린의 도움 없이도 혈액 속 포도당이 근육 안으로 들어가므로 식후운동을 통해 식후혈당을 낮출 수 있다. 하지만 마른 당뇨인이 운동을 너무 무리하게 하면 오히려 에너지 소모가 과다하게 일어나게 되고, 부족해진 에너지를 보충하기 위해 체내 근육과 지방까지 분해되어 살이 더 빠질 수 있다.

둘째, 체력 저하가 심해진다.

마른 당뇨인이 자신의 체력에 맞지 않는 운동을 하면 체력 저하가 일어나면서 만성피로가 악화될 수 있다. 게다가 체력에 맞지 않는 운동을 지속적으로 하면 면역력도 더 떨어질 수 있어 주의해야 한다.

셋째, 운동 자체가 스트레스가 될 수 있다.

당뇨인 대부분은 운동을 반드시 해야 한다고 생각한다. 운동이 주는 긍정적인 효과는 누구나 인정하는 당연한 사실이지만, 마른 당뇨인 특유의 꼼꼼함으로 인해 운동에 대한 강박관념이 크다면 운동 자체가 스트레스가 될 수 있다. 그렇게 되면 운동의 효능이 떨어지고, 자칫 운동의 질이 좋지 못해 부상으로 이어지게 된다. 또한 운동에 대한 정신적 스트레스와 피로는 뇌의 전측대상피질에 영향을 주어 뇌 자체가 더 피로감을 느끼게 되고 장기적인 당뇨 관리에도 악영향을 준다.

넷째, 저녁 시간대의 무리한 운동은 공복혈당을 높일 수 있다.

저녁에 무리하게 운동을 하면 소모기 현상으로 인해 공복혈당이 높아질 수 있다. 소모기 현상이란 새벽에 혈당이 너무 낮으면 이를 보상하기 위해 간에서 포도당을 많이 공급하기 때문에 아침이 돼서 오히려 혈당이 높아지는 상태를 말한다. 저녁 시간대에 무리하게 운동을 하면 포도당이 소모되어 혈당이 너무 낮아지고, 이를 보충하기 위해 간에서 포도당을 많이 생성하다 보니 아침에 공복혈당이 높아지는 원리이다.

다섯째, 과도한 운동은 몸에 활성산소를 쌓는다.

적절한 운동은 혈류 순환을 좋게 하고 신진대사를 증진시켜 세포의 능력을 높이지만 과도한 운동은 활성산소를 만들어 우리 몸의 노화를 가속화시킬 뿐만 아니라 당뇨를 더욱 악화시킬 수 있다.

2 | 마른 당뇨인을 위한 운동 원칙

첫째, 운동하기 전 영양 섭취는 필수이다.

운동하기 전에 달걀, 우유 등의 단백질 식품을 적절히 섭취하는 것이 좋다. 그러면 운동 후 쉽게 지치지 않고, 저혈당을 예방할 수도 있다. 특히 평소 인슐린을 투여하고 있다면 반드시 혈당을 체크한 후 운동하도록 한다. 인슐린을 투여하는 당뇨인이 운동을 무리하게 하여 저혈당이 발생하면 뇌 기능 손상까지 가져올 수 있어 오히려 위험하다.

둘째, 운동은 적정량만큼만 한다.

운동 효과를 보려면 보통 일주일에 3회 이상, 1회에 30분 이상 규칙적으로 운동해야 한다. 하지만 중요한 건 '내 체력에 맞는 운동을 꾸준히 해야 한다.'는 사실이다. 모두가 좋다는 운동도 누군가에게는 독이 될 수 있다. 무리한 운동 욕심은 오히려 해가 될 수 있음을 기억하고, 나에게 맞는 만큼만 운동하도록 한다.

셋째, 체형에 맞는 구체적이고 현실적인 운동 계획을 세운다.
말랐다고 해서 모두 같은 마른 당뇨가 아니며, 세부적으로 몇 가지 유형으로 구분된다.

전체적으로 체중이 덜 나가서 체중 미달인 마른 당뇨의 경우, 기존에 운동을 열심히 하던 게 아니라면 체지방량과 근육량 모두 표준보다 부족해 체중이 적게 나가는 것이다. 이런 사람은 운동 계획을 세울 때 유산소운동보다는 근력운동 위주로 하는 게 좋다. 유산소운동을 많이 하면 체지방량이 더 줄 수 있기 때문이다. 따라서 근육량과 체지방량 모두 표준 이하라면 근력운동을 통해 근육을 늘리도록 한다.

다음으로 복부비만형 마른 당뇨의 경우, 팔다리는 가늘지만 유난히 배만 볼록 나온 유형으로, 체형은 말랐더라도 복부에 피하지방과 내장지방이 많다. 내장지방이 많으면 인슐린 저항성이 증가해 혈당이 높아지기 때문에 이런 사람은 특별 관리가 필요하다. 즉 내장지방을 줄이는 운동에 집중해야 한다. 기본적으로 유산소운동을 통해 지방을 연소시켜 체지방량과 허리둘레를 줄이도록 힘쓰고, 여유가 된다면 근육을 만들기 위한 근력운동을 추가한다. 이를 위해서 운동 계획을 세울 때는 유산소운동과 근력운동 간 적절한 안배가 필요하다.

3 | 마른 당뇨인에게 근력운동은 필수

마른 당뇨인은 '저항운동 Resistance Exercise'이라 불리는 근력운동을 반드시 해야 한다. 저항운동을 꾸준히 하면 근육량이 증가하고, 결과적으로 기초대사량 또한 높아진다.

근육량을 늘리는 게 중요한 이유는 우리 몸에서 포도당을 가장 많이 소모하는 조직이 근육이기 때문이다. 전체적으로 마른 체형의 당뇨인이라고 해도 근육량이 많으면 효과적인 혈당 조절이 가능하다. 특히 허벅지에는 온몸 근육의 3분의 2 이상이 모여 있으며, 실제 섭취한 포도당의 70% 정도를 소모한다. 따라서 허벅지 근육량이 많을수록 식후혈당이 급격히 높아지는 것을 예방할 수 있다. 전체 근육 중에서도 허벅지 근력운동이 중요한 이유이다.

우리나라 성인 32만 명을 대상으로 허벅지 둘레와 당뇨 유병률 관계를 분석한 결과, 허벅지 둘레가 클수록 당뇨 위험이 낮았다. 특히 남성의 경우 허벅지 둘레가 60cm 이상인 사람은 43cm 미만인 사람보다 당뇨 발병 위험이 4분의 1에 불과했다.

당뇨인이 근력운동을 꾸준히 하면 혈당 조절에 도움이 될 뿐만 아니라 우리 몸의 건강 척도인 중성지방과 혈압 관리에도 좋은 변화를 주니 앞으로 꾸준히 근력운동을 해보자.

언제 어디서든 할 수 있는 맨몸운동

어떤 근력운동이 좋을까? 기구 없이도 할 수 있는 근력운동을 맨몸운동이라고 한다. 맨몸운동에는 플랭크, 스쿼트, 런지, 하늘자전거 타기, 레그레이즈, 윗몸일으키기, 팔굽혀펴기 등이 있다. 맨몸운동의 핵심은 근육이 쓰는 힘에 저항하여 버티면서 코어근육을 강화하는 것이다. 하루에 10회부터 시작해 30회, 50회로 점차 늘려가는 것이 좋다. 맨몸운동을 통해 슬림하고 탄탄한 코어근육을 만들 수 있고, 근육의 협응성, 유연성, 순발력 같은 운동 능력을 한 번에 키울 수 있다. 나중에 고강도 저항운동인 웨이트트레이닝을 할 때도 큰 도움이 된다. 다만 운동 자세가 바르지 않으면 운동 효율이 떨어지며 관절에 무리가 갈 수 있으니, 정확한 자세로 운동할 수 있도록 유튜브 영상이나 전문가의 도움을 받는다.

기구를 활용한 근력운동

기구를 활용해서도 근력운동을 할 수 있다. 부위별로 살펴보자.

① 등 운동
핵심은 등을 이루는 가장 큰 근육인 광배근 강화이다. 등 하부에서 시작해 겨드랑이와 팔 라인 시작까지 연결된 부위를 강화시키는 운동으로, 등 운동을 꾸준히 하면 여성의 고민인 등살을 제거하고 탄탄한 뒤태를 만들 수 있다. 풀업, 턱걸이 동작은 광배근을 탄탄하게 하는 효과적인 운동법이다.

② 가슴 운동
흉근을 강화시키는 운동으로, 흉근 상부, 중앙, 내측, 외측, 하부를 강화시키는 이 운동의 핵심은 바로 미는 동작이다. 아주 간단하면서도 힘이 드는 운동 중에 하나인데 벤치프레스, 아령, 푸시업, 버터플라이 등을 추천한다. 이 운동을 열심히 하는 남성은 옷 입을 때 맵시가 좋아진다.

③ 어깨와 팔 운동

여기에는 두 가지 운동법이 있다. 첫 번째는 아령 운동으로, 삼각근, 이두근, 삼두근 등을 강화시킬 수 있다. 두 번째는 수건을 활용한 운동으로, 어깨 관절낭과 견갑골 안쪽인 극하근까지 늘려주는 운동이라서 어깨의 가동 범위를 늘려준다.

운동에서 가장 중요한 것은 자신의 체력에 맞는 유산소운동과 근력운동을 병행하는 것이다. 운동을 무리하게 하면 오히려 체력이 바닥나고 불필요한 근육통, 무기력감이 발생할 수 있으니 주의한다.

4 | 마른 당뇨인에게 추천하는 생활 속 운동법

별도로 시간을 내기 어려운 경우에는 생활 속에서 방법을 찾아 운동하는 것도 좋은 방법이다.

① 자전거 타기

자전거 타기는 기본적으로 유산소운동이면서 동시에 근력운동으로, 심폐 기능을 발달시킨다. 세계보건기구 WHO에 따르면 자전거를 1년 이상 꾸준히 탔을 때 당뇨, 심장병, 비만이 발생할 확률이 50%나 줄었다고 한다. 영국의 한 연구 결과에서도 일주일에 3회 이상 높은 강도로 자전거를 탔을 때 인슐린 기능이 28%나 개선됐다고 한다. 30대 이후부터는 매년 1%씩 근육량이 감소한다고 하니 근육 손실을 막기 위해서라도 주 3회 이상, 1시간 이상 꾸준히 자전거를 타는 것이 좋다.

실외 자전거 타기의 가장 큰 장점은 탁 트인 공간에서 상쾌한 바람을 맞으며 운동할 수 있다는 것이다. 시내 곳곳에 공영 자전거를 비치한 지역도 있으니 출퇴근할 때, 가까운 거리를 이동할 때 이용하면 일상 속에서 편리하게 효과적인 운동이 가능하다.

② 1~2정거장 미리 내려서 걷기

버스나 지하철을 타고 출퇴근하는 경우, 1~2정거장만 미리 내려서 목적지까지 걸어보자. 출퇴근 시간이 운동 시간이 될 것이다. 운동하는 습관이 아직 들지 않았거나 매일 운동 시간을 별도로 내기 어려운 사람에게 추천한다.

출퇴근 시간을 이용해 하루에 10~20분씩, 일주일에 3회만 걸어도 유산소운동을 1시간 이상 지속하는 것과 같은 효과를 낸다. 얼마나 걸었는지 궁금하다면 스마트폰의 만보기 애플리케이션을 활용해보는 것도 좋다. 걸음 수와 소모된 칼로리를 눈으로 확인할 수 있어 운동 성취감이 높아진다.

③ 계단 오르기

시간과 장소에 구애받지 않고 자투리 시간을 활용해 하는 운동 중 매우 효율적인 방법이 바로 계단 오르기이다. 유산소운동과 무산소운동이 결합돼, 꾸준히 실천하면 기초대사량과 근육량이 함께 증가한다. 한 발로 내딛기를 반복하는 운동이기에 좌우 균형감각을 높여주며, 혈류의 순환을 원활하게 해 심혈관계 건강에도 도움이 된다.

30분 동안 계단을 오르면 220kcal가 소모되는데, 빠르게 걷기를 30분간 하면 120kcal 정도가 소모된다고 하니 같은 시간을 들였을 때 운동 효과가 매우 좋은 편이다. 계단을 꾸준히 오르면 척추와 엉덩이, 허벅지 등 하체 근육이 단련되며 특히 허벅지 근육에 많은 자극이 가해진다. 허벅지 근육은 당뇨인에게 가장 중요한 근육인 만큼 이 운동을 틈틈이 실천할 필요가 있다.

계단 오르기를 할 때는 올바른 운동 자세가 중요하다. 가슴과 허리를 편 상태로 걸어야 복부와 등에 힘이 들어가 상체 운동의 효과까지 얻을 수 있다. 발바닥 절반만 디딜 경우, 즉 앞꿈치로 계단을 오를 경우 종아리 근육이 땅기면서 스트레칭 효과까지 볼 수 있으니 균형 잡기에 어려움이 없다면 발 앞꿈치를 이용해 오르도록 한다. 반대로 계단을 내려올 때는 무릎관절에 무리가 가지 않도록 엘리베이터를 이용한다.

5 | 한의학으로 보는 마른 당뇨인을 위한 운동법

한의학에서는 몸과 마음이 하나임을 강조하고, 운동이 몸도 기르지만 마음과 생각의 정리를 도와주기 때문에 어떤 약보다도 좋은 치료법으로 여긴다. 따라서 한의학에서의 운동 처방은 몸의 균형을 맞출 뿐만 아니라 마음의 안정을 취하는 것까지를 목표로 한다. 예를 들어 한의학에서 말하는 양생 운동은 조신調身, 조식調息, 조심調心의 삼조三調를 실천하는 것이다.

삼조는 기공의 3단계 요법이기도 하다. 각각의 뜻을 살펴보자. 조신, 조식, 조심의 앞 글자인 '고를 조調'는 '조절하다'라는 뜻이다. 조신은 '몸 신身', 즉 몸을 조절하고, 조식은 '숨 쉴 식息', 즉 호흡을 조절하고, 조심은 '마음 심心', 즉 마음을 조절한다는 의미이다. 정리하면 조신, 조식, 조심은 각각 몸과 호흡과 마음을 조절하는 3단계를 의미하는 말이다.

조신은 몸을 조절하는 것이다. 즉 개인의 신체와 체력에 맞는 운동을 하는 것을 뜻한다. 이를 위해 어떤 이는 체계화된 헬스장에서 꾸준히 운동을 하고, 어떤 이는 생활 속 출퇴근길에 1~2정거장 미리 내려서 걸어가며 틈틈이 운동을 한다.

조식은 호흡을 조절하는 것이다. 호흡을 훈련해서 체내에 산소 공급이 잘 이뤄질 수 있게끔 하는 것이다. 운동은 혈관 노화를 일으키는 활성산소를 제거하고 대신 온몸에 산소 공급이 잘되게 한다. 운동을 하는 동안 조금 더 훈련해서 호흡까지 조절한다면 몸에 더 많은 산소를 공급해줄 수 있다. 특히 복식호흡은 숨을 들이쉴 때 배를 부풀리고 숨을 내쉴 때는 배를 당겨주는 호흡으로, 이것 자체만으로 매우 좋은 운동이 된다. 복식호흡은 몸 안에 있는 탁한 기氣를 배출하고 내장지방을 없애주어 복부 다이어트에도 효과가 있다. 복식호흡을 할 땐 가슴이 들리지 않고 아랫배 중심으로 오르락내리락하는 호흡을 할 수 있도록 연습한다.

몸과 호흡이 안정되면 조심은 저절로 따라온다. 마음 조절, 즉 마음까지도 편안해지는 것이다. 조신, 조식, 조심 이 세 가지를 한 번에 실천하는 운동이 있다. 요가와 108배 절 운동이 대표적이다. 요가와 108배 절 운동 후 잠깐이라도 명상을 추가한다면 잡념이 배제되고 마음 안정에 더욱 도움이 될 것이다.

운동하면서 호흡과 마음을 조절해야 하는 이유가 있을까?

마른 당뇨인에게 운동의 목표가 오직 '혈당 떨어뜨리기'여서는 안 된다. 특히 운동에 대한 강박관념에서 벗어나야 한다. 운동 자체가 스트레스가 되면 그로 인해 오히려 혈당이 높아질 수 있다. 또한 강박 속에서의 무리한 운동은 피로감을 가중시키기도 한다.

따라서 마른 체형의 당뇨인은 호흡을 가다듬고 마음에 여유와 기쁨을 줄 수 있는 운동을 하는 것이 좋다. 그것이 어떤 운동이든 내 몸과 체력에 맞고 스트레스를 해소할 수 있으면 충분하다.

마른 당뇨인,
수면은 이렇게 취하세요

1 | 수면의 중요성을 명심한다

수면은 모든 사람에게 중요하지만 마른 당뇨인에게는 특히 중요하다. 마른 당뇨인의 경우 음식이나 운동 문제도 있지만 스트레스나 수면으로 인해 당뇨가 발생한 경우가 매우 많다.

마른 당뇨인 중에는 불면증에 시달리는 사람이 많은데, 몇 가지 특징 때문이다. 마른 당뇨인은 대체로 걱정과 염려가 많으며, 성격이 꼼꼼하고, 잠자리 소음과 환경 변화에도 예민하다. 커피에도 민감해 커피를 마시면 잠을 깊게 못 자는 경우가 많다. 커피의 카페인이 우리 몸에서 완전히 분해돼 배출되는 데에 12시간 정도 걸리는 만큼 정오 이후에 커피를 마시면 수면을 방해받는다.

불면증이 지속될 경우 뇌는 충분히 휴식하지 못해 당뇨가 발병하기 쉬워진다. 뇌는 포도당을 주요 에너지원으로 사용하는데 수면을 취하지 못하면 뇌의 포도당 사용량이 많아지고, 결국 혈당도 높아진다. 더불어 수면의 질과 양이 좋지 못하면 혈당을 조절해주는 인슐린의 감수성이 낮아져 혈당이 높아지고, 이러한 상황이 계속되면 당뇨가 발병한다.

따라서 당뇨를 예방하려면 혹은 당뇨가 심해지지 않으려면 이러한 불면증의 고리를 끊어내고 숙면을 취해야 한다. 인터넷이나 유튜브를 검색하면 수면에 좋은 다양한 정보를 확인할 수 있다. 햇빛 쬐며 걷기, 적절히 운동하기, 암막 커튼 치기, 안대 착용하기, 복식호흡하기, 잠이 오지 않을 때는 침실에 들어가지 않기, 시간 확인하지 않기 등이 대표적인 예이다. 문제는 과연 내게 맞는 방법인가이다. 수면에 좋다는 다양한 방법을 하나씩 따라 해보면서 내게 맞는 방법은 취하고 맞지 않는 방법은 버리면 된다.

수면장애가 혈당을 높인다는 사실을 증명한 연구 사례

사례 1

33명의 교대 근무자와 89명의 낮 근무자를 대상으로 비교 분석했을 때 어린 나이에 교대 근무를 하면 장기간에 걸쳐 BMI가 높아지고 스트레스 호르몬인 코르티솔 분비가 많아지는 것으로 나타났다. 코르티솔은 포도당의 생성을 촉진하는 역할을 하므로 코르티솔이 활발히 분비될수록 포도당이 많이 생성되고 그 결과 혈당도 높아진다. 즉 스트레스 호르몬인 코르티솔 분비가 많아지면 결국은 당뇨 발병 위험이 높아지는 것이다.

사례 2

수면이 부족하면 혈당이 높아지고 인슐린 분비는 감소하는 것으로 나타났다. 또 야근을 자주 하거나 교대 근무 등으로 밤낮이 바뀌는 수면 패턴을 유지하면 멜라토닌이 부족해지고 에스트로겐은 증가하는 것도 밝혀졌다. 멜라토닌은 수면과 관련된 호르몬으로 멜라토닌이 부족해지면 숙면이 어려워 당뇨가 발병하기 쉬워진다.

사례 3

스웨덴에서 2668명의 남성을 대상으로 시행한 10년간의 전향적인 역학 조사에 따르면 습관적 코골이가 당뇨의 주요 위험인자였다고 한다. 미국에서 6만 9852명의 여성을 대상으로 시행한 10년간의 전향적인 연구에서도 지속적 코골이 여성은 코골이가 없는 여성에 비해 당뇨 발병의 상대위험도가 2.03으로 높았다. 한편 수면무호흡증의 표준 치료인 상기도 양압기(CPAP, Continuous Positive Airway Pressure)를 꾸준히 시행하면 치료 2일째부터 인슐린 감수성이 호전되고, 치료 3개월 후에는 현저히 좋아짐이 보고됐다. 이로 미루어보아 수면무호흡증으로 인한 수면장애도 당뇨의 원인 중 하나임을 알 수 있다.

2 | 자가진단으로 불면증 체크하기

밤에 잠드는 데에 30분 이상 걸리는 것을 '입면장애', 깊이 잠들지 못하고 잠들더라도 중간에 자주 깨는 것을 '수면유지장애', 2~3시간만 자면 다시 잠들 수 없어 뜬눈으로 밤을 지새우는 것을 '조기각성장애'라 한다.

위 세 가지 중 본인의 불면증이 어떤 유형에 해당하는가를 확인하고 극복 전략을 세우도록 한다. 이때 전문가와의 상담을 통해 도움을 받는 것이 특히 중요하다.

다음의 불면증 자가진단 테스트를 읽고 각 문항에 체크하면서 본인의 불면증 정도를 확인해보자.

불면증 자가진단 테스트

1. 잠들기까지 30분 이상 걸린다.
2. 잠을 유지하기가 어렵다.
3. 이유 없이 자다가 깬다.
4. 자다가 깨서 화장실에 2회 이상 간다.
5. 호흡이 불편해서 잠을 잘 못 잔다.
6. 악몽 때문에 자주 깬다.
7. 자고 일어나도 개운하지 않다.
8. 수면의 질에 만족하지 못하며, 잠을 못 자서 걱정이 된다.
9. 불면증으로 인해 다음 날 생활이 방해를 받는다.
10. 나의 불면증이 다른 사람에게도 영향을 미친다.

총 10개 문항 중 자신은 몇 개나 해당하는지를 체크해보자. 0개라면, 즉 어느 문항에도 해당하지 않는다면 불면증과 전혀 관계가 없는 것이다. 1~3개라면 불면증이 약간 있는 경미한 상태이고, 4~6개라면 불면증이 중증인 상태이며, 7~10개라면 불면증이 심한 상태이다.

체크 문항이 1~3개로 불면증이 약간 있는 경미한 상태일 때 치료를 시작하는 것이 좋다. 중증을 거쳐 심각해질수록 치료가 오래 걸리거나 어려워진다. 불면증은 당뇨도 악화시킨다. 음식과 운동 관리를 아무리 잘해도 수면이 좋지 않으면 혈당이 잘 잡히지 않는데, 그래서인지 불면증이 있는 사람 중에 당뇨인이 많다.

본인에게 불면증이 있다면 당뇨 극복을 위해, 더 나아가 건강한 삶을 위해 불면증을 극복할 수 있도록 노력해보자. 수면에 좋은 방법들을 실천해보고, 그래도 개선이 안 되면 한약 치료를 통해 오장육부, 체질 등의 근본적인 문제부터 해결하도록 하자.

3 | 숙면을 방해하는 습관들

① 스마트폰, 컴퓨터, 태블릿, TV 등 전자기기 사용

매일 밤 잠들기 전 우리가 흔히 하는 행동이 있다. 영상이나 뉴스 보기, 전화하기, 주식 확인하기 등등.

많은 연구에 따르면 전자기기 화면에서 나오는 블루라이트라는 푸른빛이 생체 리듬을 깨뜨리고 숙면을 도와주는 멜라토닌 호르몬 분비를 방해한다고 한다. 특히 취침 전 스마트폰을 보면 안압이 상승하고 안구의 혈액 공급에 문제가 생겨 당뇨합병증인 당뇨병성 망막증을 유발할 수 있다. 시신경은 한번 손상되면 다시 재생되지 않는 만큼 당뇨병성 망막증을 매우 조심해야 한다. 매일 취침 전에 스마트폰만 멀리해도 수면의 질이 좋아져 혈당 조절은 물론 당뇨병성 망막증 예방에도 큰 도움이 된다.

② 음주

우리는 술을 마시고 자면 잠을 잘 잔다고 여긴다. 그러나 사실은 술이 렘수면을 방해하여 수면의 질을 떨어뜨린다. 또한 술은 항이뇨 호르몬의 분비를 방해하기 때문에 소변량이 증가해 술을 마신 뒤에는 야간뇨가 발생하고 이로 인해 숙면을 취하기 어려워진다. 어떤 이유에서든 잠자기 전 습관적으로 술을 마시면 수면이 방해를 받을 수밖에 없다.

술이 당뇨에 미치는 영향

잠자기 전 와인 1잔, 위스키 1잔은 근육이 이완하는 데에 도움을 줘 금방 잠들도록 해준다. 그러나 술을 마시고 잠을 자는 습관은 점차 내성이 생길 수 있으며, 마시는 술의 양이 늘어날수록 알코올 의존성도 높아질 수 있다. 또한 적은 양의 술이라도 매일 마시면 간 기능이 손상될 수 있으니 주의해야 한다.

술을 마시고 자면 다음 날 공복혈당이 약간 떨어지기 때문에 혈당 관리에 좋은 것 같다며 술을 매일 마시는 당뇨인도 있다. 실제로 술을 마시면 다음 날 공복혈당이 떨어지는데 그 이유는 우리 몸의 화학 공장인 간이 술을 마시면 원래 해야 할 500여 가지의 다른 일을 제쳐두고 우선 술을 해독하느라 바빠지기 때문이다. 그 결과 500여 가지 일 중 하나인 혈당을 생성하는 것을 잠시 멈추게 되고, 이로 인해 공복혈당이 떨어진다. 하지만 이는 정상적으로 혈당을 떨어뜨리는 방법이 아니며, 지속적으로 음주를 하면 간 기능이 손상되어 결국 공복혈당이 올라갈 수 있다.

③ 담배

담배는 백해무익하다는 말이 있다. 실제로 담배의 니코틴 성분은 뇌의 각성을 도와 깊은 수면을 방해하니 수면에도 악영향을 끼친다. 담배를 확실하게 끊으면 좋겠지만 그럴 수 없다면 저녁 시간만이라도 흡연을 줄이도록 한다. 니코틴이 체내에서 분해되려면 최소 4시간이 걸린다고 하니 만약 밤 11시 취침이 목표라면 저녁 7시 이후에는 흡연을 삼가는 게 좋다.

④ 야식

자기 직전에 음식을 먹으면 자는 동안 소화를 시키느라 인체가 활성화되고 그 결과 수면이 방해를 받는다. 또한 배가 부른 채로 잠들면 위산 역류로 인해 위가 불타는 느낌이 들 수 있는데 이 또한 수면을 방해한다. 한 연구에서는 밤늦게 음식을 먹으면 수면 호르몬인 멜라토닌 분비량이 절반으로 줄어들어 수면의 질이 떨어지고 불안한 꿈을 꾸게 된다는 사실이 밝혀졌다. 식사는 저녁 7시 전에 마치고 충분히 소화를 시킨 후 잠자리에 들도록 한다.

수면제와 수면 보조제를 복용해도 될까?

수면제는 크게 일반의약품과 전문의약품으로 나뉜다. 일반의약품의 경우 쉽게 약국에서 구매할 수 있는 수면 보조제와 인터넷에서도 구매가 가능한 수면 영양제가 포함된다. 반면 전문의약품인 수면제나 수면 유도제는 의사의 처방전이 있어야만 구매가 가능하다.

수면제나 수면 유도제는 향정신성의약품인 만큼 복용 시 주의가 필요한데, 이를 장기간 복용하면 내성이 생기기 때문에 의사의 진단과 처방을 잘 따라야 하고 정해진 용량만큼만 복용하는 것이 중요하다. 또한 약물의존성이 증가하지 않도록 짧은 기간만 복용해야 하며, 부작용이 생길 경우 즉시 복용을 중지하고 전문가와 상담해야 한다.

① 수면제
일반적으로 수면제에는 불안한 마음을 진정시켜주는 항불안제 성분인 벤조다이아제핀이 들어 있는데, 항불안제이기 때문에 갈수록 복용량이 증가하며, 약물내성이 있고, 복용을 멈추면 금단증상이 나타날 수 있다. 또한 뇌 기능이 저하되기 때문에 알츠하이머병의 위험성도 증가한다. 특히 수면무호흡증이 있는 사람이 수면제를 복용하면 잘 때 벤조다이아제핀 성분이 호흡 근육의 기능을 떨어뜨리고 혈중 산소농도를 감소시켜서 수면무호흡 증상을 더 악화시키기 때문에 주의가 필요하다.

② 수면 유도제
수면제의 부작용을 보완해서 수면을 유도하는 수면 유도제에는 대표적으로 졸피뎀이 있다. 그러나 졸피뎀 역시 약물의존성이 있기 때문에 수면장애가 더 악화될 수 있다.

③ 수면 보조제
일반의약품에 속하는 수면 보조제는 수면 유도 및 진정에 쓰이는 약이다. 대표적 성분으로 진정 작용을 하는 독실아민, 디펜히드라민 등이 들어 있다. 항히스타민 성분이기도 해서 종합감기약에 많이 들어간다. 흔히 종합감기약을 먹으면 잠을 잘 자는 것도 바로 항히스타민 성분 때문이다.
수면 보조제는 작용 시간이나 효과가 빠르게 나타나지만 약 자체의 효력이 수면제만큼 강하지 않고 이름 그대로 보조적인 역할을 담당한다. 경도의 불면증이 있거나 병원에 가기 힘든 경우에 간단하게 복용할 수 있지만 수면 보조제 복용으로 불면증을 해결하겠다는 마음을 가지면 실망할 가능성이 크다.

4 | 마른 당뇨인이 꼭 기억해야 할 수면의 대원칙

마른 당뇨인에게 반드시 당부하는 수면의 대원칙 두 가지가 있다.

첫째, 밤 11시 전에 잠들어야 한다.

이를 위해서는 늦어도 10시 30분 전에는 잠자리에 들도록 한다. 수면 전문가나 수면 관련 책에서는 잠이 오지 않으면 침실 밖으로 나가고 잠이 오면 다시 침실로 들어와 잠을 청하라고 말하는데, 필자는 이에 동의하지 않는다. 잠이 오지 않으면 그저 누워서라도 있는 게 좋다고 생각한다. 비록 잠들지 못하더라도 눈을 감고 몸을 뉘어주면 뇌가 휴식을 취하게 된다. 물론 본원에서는 한약을 처방하기 때문에 수면 치료에 자신 있는 게 사실이다. 한약 치료를 받는 당뇨인이 10시 30분에만 잠자리에 누우면 곧 수면이 잡히기 때문에 잠이 오길 기다렸다가 잠자리에 들어야 할 필요가 없어진다.

그러니 오히려 10시 30분에 눕는 습관을 만드는 게 더 중요하다. 눕는 건 한약이 해주지 못한다. 그 누구도 도와주지 못한다. 오로지 스스로 누워야 한다. 10시 30분에는 일단 눕고, 아무리 늦어도 자정 전에는 자는 것이 최선이다.

더불어 잠이 오지 않더라도 누워서 눈이라도 감고 있어야 한다. 시각을 통해 우리 몸에 가장 많은 정보가 들어오기 때문에 눈을 감으면 뇌를 그만큼 쉬어줄 수 있다. 더 좋은 건 눈을 감은 채 명상을 하는 것이다. 명상을 할 때의 뇌파와 잠을 잘 때의 뇌파는 유사하다고 한다. 잠은 오지 않더라도 명상에 집중하면 잠을 잔 것 같은 효과를 볼 수 있다.

둘째, 7시간 이상 수면을 취해야 한다.

한 수면 관련 연구에 따르면 5시간 미만으로 잠을 잔 그룹은 당뇨 발병 위험이 높았고 7시간 이상 잠을 잔 그룹은 당뇨 발병 위험이 낮았다. 꼭 기억할 것은 7시간 이상 수면을 취해야 하고, 수면의 질이 높을수록 당뇨 극복에 도움이 된다는 사실이다.

그런데 도저히 7시간 이상 잘 수 없고, 그것도 4~5시간만 자면 깨버리는 사람은 어떻게 해야 할까? 결론부터 말하면 꼭 7시간을 채우지 않아도 된다. 10시 30분에 누웠다면 가장 질 좋은 황금 수면 시간에 잠을 잔 것이므로 4~5시간만 자고 일어나도 괜찮다. 7시간 이상 수면이면 더 좋겠지만 밤 11시부터 새벽 2시까지 잠들어 있는 것이 더더욱 중요하기 때문이다. 이때는 수면을 돕는 멜라토닌 호르몬이 집중적으로 분비되는 시간대이다. 한편 야간 근무를 해야 해서 혹은 교대 근무라서 수면 시간이 불규칙하거나 일정하지 못한 경우도 있다. 업무상 어쩔 수 없는 부분이라 의지로 해결할 수도 없다. 이때는 어느 시간대에 잠을 자더라도 7시간 이상 수면을 취할 것을 권한다. 낮에 자든, 밤에 자든 말이다.

정리하면, 밤 10시 30분 전에 눕고 7시간 이상 자는 수면 습관으로 건강을 되찾을 수 있다. 마른 당뇨인에게는 음식과 운동 관리보다 수면이 더욱 중요하다. 음식과 운동 관리만으로 호전되지 않던 마른 당뇨가 좋은 수면을 통해 극복되는 것을 무수히 보았다. 이를 위해 다양한 도움을 줄 수 있는 전문가를 찾아가는 것도 권한다. 한의학적 처방인 한약과 침 또한 불면증 치료에 효과가 좋으니 이용해보길 바란다.

2016년 OECD 통계에 따르면 한국인의 하루 평균 수면 시간은 7시간 49분으로 OECD 평균 8시간 22분보다 33분 부족한 수치를 기록하며 OECD 국가 중 최하위를 차지했다. 이 통계에서 수면 시간이 가장 긴 국가는 8시간 50분을 기록한 프랑스였다. 이웃 나라 일본은 7시간 50분으로, OECD 국가 중 우리나라와 일본 딱 두 나라만 수면 시간이 7시간대로 나타났다.
2015년 미국 전문수면협회 SSA 에서 발표한 적정 수면 시간은 25세 이상 성인 7~9

시간, 청소년 8~10시간, 유치원생과 초등학생 10~11시간 이상이었다. 미국 질병통제예방센터 CDC 에서는 성인의 적정 수면 시간으로 하루 7~8시간을 권고하고 있다. 미국 국립수면재단 NSF 에서는 수면 시간이 6시간이면 넉넉한 건 아니지만 적정한 범위로, 6시간 미만은 적정하지 않은 범위로 판단했다.

위의 연구들을 토대로 성인의 경우 7~8시간 잠을 자고 최소 6시간 이상 숙면을 취할 것을 권한다.

5 | 건강한 수면을 위한 10계명

첫째, 햇빛을 충분히 쬔다.

햇빛은 우리 몸의 생체시계로 알려진 24시간 일주기 리듬의 활성에 영향을 준다. 쉽게 말해 햇빛이 멜라토닌을 온오프해주는 기능을 하는 것이다. 따라서 햇빛을 충분히 쬐어주는 것만으로도 수면 호르몬인 멜라토닌의 생성 및 분비에 도움이 된다. 하루 30분씩 햇빛을 쬐며 걷는 습관을 들여보자.

둘째, 카페인과 니코틴을 피한다.

카페인과 니코틴은 숙면을 방해한다. 카페인이 많이 든 음식에는 커피, 홍차, 녹차, 초콜릿 등이 있다. 카페인의 반감기는 8시간, 니코틴은 4시간이다. 잠에 방해되는 요인부터 우선적으로 줄여나간다.

셋째, 자기 전에 긴장 상황에서 벗어난다.

가능한 한 잠들기 2시간 전에는 스트레스가 되는 모든 일을 차단한다. 어차피 밤에 할 수 있는 일은 없음을 명심하고, 최소한 잠들기 1시간 전부터는 두뇌를 쉬어준다.

넷째, 저녁은 적당히 먹는다.

저녁에 기름진 음식을 먹거나 과식을 하면 위장은 밤새도록 소화를 위해 일해야 한다. 되도록 가벼운 식사로 몸의 부담을 덜어준다.

다섯째, 자기 전에는 가벼운 운동을 한다.

자기 전에 너무 강하게 운동을 하면 교감신경이 활성화되어 금방 잠들기 어렵다. 늦어도 잠들기 3시간 전에는 운동을 마무리한다.

여섯째, 낮잠은 30분 이내로 짧게 잔다.

밤에 충분한 잠을 자지 못하면 낮잠이 더욱 간절해진다. 그러나 부족한 잠을 보충한다고 낮에 2~3시간씩 자다 보면 오히려 수면 패턴이 망가진다. 되도록 낮잠은 자지 않도록 한다.

일곱째, 아로마오일을 활용한다.

아로마오일은 밤에 고요한 휴식을 취하는 데 도움을 준다. 아로마오일을 흡향하면 뇌에 즉각적으로 연결되어 부교감신경에 영향을 미치고 긴장이 완화된다. 아로마오일로 마사지를 하면 긴장 완화에 더욱 좋다.

여덟째, 자다가 깨더라도 다시 잔다.

자다가 깼을 때 흔히 하는 행동이 시계를 보는 것이다. 오늘도 내가 같은 시간에 깼다는 것을 다시 한 번 상기할 필요는 없다. 자다가 깨더라도 움직이지 않고 가만히 누워서 내 호흡에만 집중한다. 그렇게 시계를 보지 않은 채 다시 잠을 청해야 한다.

아홉째, 잠들지 못하는 이유에 매달리지 않는다.

사실 잠을 잘 못 자는 이유는 유쾌한 것에 있지 않다. 해결하기 어려운 과도한 스트레스와 긴장 상태에서 비롯되는 경우가 많기 때문이다. 잠을 방해하는 현재의 고민이 해결되기 어려운 거라면 과감히 나의 생각을 다른 곳으로 옮겨야 한다. 수면을 위해 방해 요인으로부터 심리적으로 벗어나는 방법을 택하는 것이다.

열째, 자야 한다는 강박관념에서 벗어난다.

수면이 안 되면 잠이 왜 안 오지, 언제 잘 수 있지, 나는 왜 자꾸 깨지 등의 여러 가지 생각이 들 것이다. 어린아이의 자는 모습을 떠올려보자. 자려고 노력한 것이 아닌, 그냥 무의식중에 스르르 잠이 든 모습이다. 자려고 노력하지 않아도 내가 자고자 한다면 언젠가는 당신도 잘 수 있다.

마른 당뇨인, 스트레스는
이렇게 관리하세요

1 | 마른 당뇨인의 스트레스에 관한 모든 것

2020년, 오하이오 주립대학 당뇨병 연구센터의 조슈어 조지프 박사 연구팀은 당뇨인의 공복혈당을 높이는 데 코르티솔이 영향을 미친다는 연구 결과를 발표했다. 스트레스를 받으면 분비되는 호르몬인 코르티솔이 공복혈당을 높인다는 것이 연구의 핵심 결론이다. 코르티솔과 공복혈당 사이의 관계에 대해 매우 구체적으로 밝힌 연구 결과여서 주목을 받았다.

실제 진료를 해보면 마른 당뇨인은 스트레스에 취약한 경향이 있고, 그래서인지 음식을 많이 먹어서 혹은 운동량이 적어서 당뇨가 온 경우보다 스트레스로 인해 혈당 조절에 어려움을 겪다 당뇨가 온 경우가 더욱 많았다. 이것이 바로 마른 당뇨인의 당뇨 극복을 위해서 스트레스 해소가 정말 중요한 이유이다.

스트레스를 해소하는 방법에는 무엇이 있을까? 사실 정답은 없다. 다만 스트레스 해소에 좋다고 알려진 여러 방법 중 본인에게 맞는 방법을 찾는 것이 중요하고, 경우에 따라서는 전문가의 도움을 받는 것도 필요하다. 여러 한의학 책에는 기가 울체된 질병을 해결하는, 즉 스트레스로 인한 신체의 다양한 증상을 해결하는 처방과 약재들이 기록되어 있으니 필요시 한의학의 도움을 받는 것도 매우 좋은 방법이

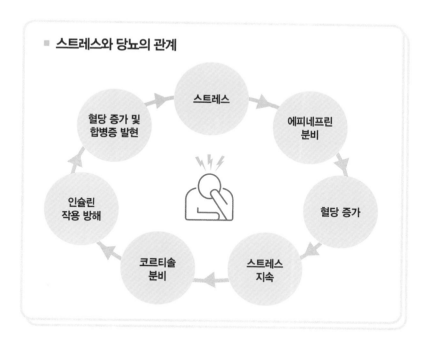

■ 스트레스와 당뇨의 관계

스트레스

에피네프린 분비

혈당 증가

스트레스 지속

코르티솔 분비

인슐린 작용 방해

혈당 증가 및 합병증 발현

다. 우선 생활 속에서 실천 가능한 스트레스 해소법을 간단히 소개하고자 한다.

2 | 스트레스 해소법 여섯 가지

① 음악 듣기

마음이 힘든 날 음악을 들으면 가사가 내 마음을 위로해주기도 하고 멜로디가 내 마음을 어루만져주기도 한다. 이처럼 음악은 몸과 마음을 치유하는 강력한 수단이다.

음악은 소뇌를 활성화시키고 쾌감 중추를 자극해 뇌에서 좋은 화학적 변화가 생기도록 한다. 음악을 통해 뇌의 보상 부위가 활성화되면 도파민과 세로토닌 등 기분이 좋아지게 만드는 호르몬들이 분비되어 결과적으로 강력한 치유의 힘을 발휘한다.

음악의 장르는 중요하지 않다. 사람마다 음악에서 얻는 에너지가 다르기 때문이다. 가장 중요한 건 자신이 좋아하는 음악을 매일 30분씩 들으면서 불안감, 걱정, 스트레스 등을 덜어내는 것이다.

② 반신욕

스트레스를 많이 받으면 교감신경이 항진되고 이 때문에 머리 쪽으로 열이 몰려 무거운 느낌과 두통이 올 수 있다. 이때 40℃ 정도의 물로 반신욕을 하면 상부 쪽으로 치우쳤던 열이 하반신으로 순환되면서 머리가 시원해진다. 즉 반신욕은 몸의 혈액순환을 원활하게 하며 심신을 안정시키는 효과가 있다.

그렇더라도 마른 당뇨인은 일주일에 2~3회, 20분 이내의 반신욕이 좋다. 너무 오래 하면 기력이 저하되거나 과도한 혈관 확장으로 인해 저혈압이 발생해 어지럼증이 나타날 수 있기 때문이다.

③ 족욕

부산백병원 재활의학과 김현동 교수팀은 족욕이 스트레스를 받았을 때 활성화되는 교감신경 작용을 억제하여 스트레스를 풀어준다는 연구 결과를 발표했다. 성인 25명에게 43℃의 물에 30분 동안 발을 담그게 한 후 양 손등에 전극을 붙여 교감신경의 활성도를 측정했는데, 족욕 직후 활성도가 절반 이하로 내려갔으며, 15분 후에도 감소된 상태로 유지됐다.

교감신경이 억제되면 우리 뇌는 엔도르핀 호르몬을 많이 분비하기 때문에 통증을 덜 느끼게 되며, 안정을 취할 때 작용하는 부교감신경이 활성화되어 피로가 풀린다.

올바른 족욕 방법

깨끗하게 발을 씻은 후 40~42℃의 물에 복사뼈에서 손가락 세 마디 정도 위까지 담근다. 안쪽 복사뼈에서 손가락 네 마디 위에 있는 부분을 한의학에서는 삼음교 혈자리라고 부르는데, 이 부위가 물에 잠기는 것이 족욕을 할 때 효과가 좋다.

시간은 10~20분, 온도가 낮을 경우 30분 정도 하면 된다. 다만 당뇨나 심혈관질환을 앓고 있는 경우 물 온도가 40℃를 넘으면 혈압과 맥박이 상승해 근육과 혈관을 수축시킬 수 있어 38~40℃가 적당하다. 너무 높은 온도에서의 장시간 족욕이나 음주 후의 족욕은 삼간다. 족욕 후에는 물기를 깨끗하게 닦아서 피부질환이 발생하지 않도록 한다.

④ 지인과의 대화

많은 전문가가 스트레스를 푸는 가장 좋은 방법은 가족 혹은 친구들과 대화하는 것이라고 말한다. 마음을 열고 대화를 하면 이해와 공감을 통해 마음속 깊은 곳의 짐을 덜 수 있다. 미국 심리학협회에 따르면 나를 좋아해주고 지지해주는 사람과의 대화는 행복감을 주고 스트레스를 감소시킨다고 한다.

⑤ 명상

명상은 마음을 평안하게 하며 뇌파를 안정적으로 유지해준다. 명상할 때의 뇌파와 깊은 수면 상태일 때의 뇌파는 모양이 거의 유사하다고 하니, 명상은 스트레스 해소에 아주 유익한 방법이라고 할 수 있다.

⑥ 108배 절 운동

몸을 움직이면서 마음 안정에도 도움 되는 운동 중 가장 추천하고 싶은 것이 108배 절 운동(이하 '절 운동')이다. 절 운동을 하면 잡념이 사라지고 정신을 안정시킬 뿐만 아니라 유산소운동과 근력운동을 병행하게 되니 몸에도 아주 좋다. 보기보다 고강도 운동이라 내장지방이 빠지고, 전신운동이라 전신 근육이 강화되고 균형도 맞춰진다.

3 | 도움이 되는 명상법

① 명상이 마른 당뇨인에게 좋은 이유

■ 혈당을 낮추는 데 도움을 준다

미국 마하리시 대학교 연구팀에서 참가자를 대상으로 4개월 동안 명상을 실시했고, 4개월 후에 코르티솔 수치가 평균 20% 감소했다는 연구 결과를 발표했다. 또한 미국 펜실베이니아 주립대학교 의대 연구팀에서는 비만 여성 87명을 대상으로 명상이 공복혈당에 미치는 연구를 진행했고, 8주간 명상 프로그램을 수행한 비만 여성들은 체중의 변화가 크게 없었음에도 공복혈당이 낮아졌다는 연구 결과를 발표했다.

당뇨인은 혈당을 낮추기 위해 체중 조절을 중요하게 생각하는데, 체중을 감량하지 않았음에도 명상을 활용해 스트레스를 이완하게 되면 공복혈당이 낮아질 수 있음을 연구를 통해 밝힌 것이다.

■ 불면증을 해소해준다

현대인의 절반 이상이 수면장애로 고통을 겪고 있다. 불안, 초조, 우울, 분노, 강박 등 부정적인 정서가 생기고, 이로 인해 밤에도 마음이 쉬지 못하여 잠을 이루기 어렵다. 그런데 명상은 걱정과 불안감 같은 부정적 마음을 잊게 하는 효과가 있다. 몸의 움직임과 호흡을 조절해 몸과 마음의 휴식을 유도하기 때문이다.

명상은 몸을 이완시킨다. 순환계 전체 기능을 편안하게 해주며 교감신경계의 긴장을 완화한다. 특히 명상할 때의 복식호흡은 산소를 뇌에 원활하게 공급해주고 스트레스 호르몬을 줄인다. 반면 행복 호르몬인 세로토닌의 분비는 증가하는데, 세로토닌은 수면 호르몬인 멜라토닌의 분비를 촉진하기 때문에 결과적으로 깊은 잠을 잘 수 있도록 해준다.

② 명상 방법
■ 호흡명상

호흡에는 가슴(흉식)으로 하는 것과 복식(아랫배, 단전)으로 하는 것 두 가지가 있다. 가슴호흡은 숨을 가슴으로 들이쉬고 내쉬는 얕은 호흡이다. 들숨에서 가슴이 앞으로 나오고 어깨가 약간 들려 올라가는 것이 특징이다. 복식호흡은 숨을 들이쉴 때 아랫배가 부풀어 오르고 내쉴 때 내려간다. 즉 폐와 복부를 나누는 횡격막의 수축(들숨)과 이완(날숨)이 복식호흡이다. 명상에서는 대부분 복식호흡을 한다.

먼저 어깨에 힘을 빼고 편안한 자세를 취한다. 코로 숨을 크게 들이쉬었다가 힘껏 내뱉는 가슴호흡을 몇 번 하다 호흡이 안정되면 복식호흡으로 들어간다. 다른 신체 부위는 거의 움직이지 않고 아랫배로 조용히 숨을 들이쉬고 내쉰다. 숨을 들이쉬고 내쉬는 순간순간마다 내 관심을 오직 호흡에만 집중하도록 한다.

■ 정좌명상

정좌명상은 머리, 목 등을 똑바로 세워서 곧고 위엄 있는 자세로 앉아 숨이 들어가고 나가는 것을 느끼는 명상이다. 몇 가지 과정이 있으며, 각 과정을 10분씩 유지한다.

① 우선 가슴호흡으로 시작하여 차츰 호흡이 안정되면 복식호흡을 한다. (10분) → ② 그 후 몸의 감각으로 확장한다. (10분) → ③ 주변의 소리에 대해 어떤 소리가 좋은지 혹은 나쁜지를 판단하지 않고 그저 흘려보낸다. (10분)

약 30분간 '앉아 있으면서' 어떤 생각이나 감정이 일어나든 그것에 대해 2차, 3차 생각에 빠지지 말고 소리나 감각을 관찰만 해본다. 그러면 자연스럽게 해결과 치유, 통찰과 성찰로 이어질 수 있다. 수련이 거듭되면서 시간과 공간이 무한대로 펼쳐지면 나는 누구이며 진리는 무엇인가에 대해 생각해보게 될 것이다.

■ 보디스캔 Body Scan

가만히 눕거나 의자에 편안하게 앉은 자세에서 마치 내 생각을 정수리부터 발끝까지 스캔하듯 몸 구석구석에 주의를 기울인다. 보디 스캔이라는 말 그대로 주의를 집중해 신체 각 부위를 하나하나 훑고 지나가는 훈련이다.

얼굴의 눈썹, 눈, 코, 귀, 입, 턱 순으로 내려와 보고, 얼굴을 끝냈으면 오른쪽 어깨로 옮겨서 팔, 팔꿈치, 손목, 손가락 하나하나의 느낌을 스캔해본다. 왼쪽 어깨도 마찬가지로 하나씩 감각을 느껴본다. 이후 가슴, 명치, 윗배, 아랫배, 척추, 둔부 순으로 스캔하고 허벅지, 무릎, 발목, 발가락 하나하나 순으로 스캔하면서 집중한다. 하루 10~15분 정도로 최소 2주간 매일 연습을 해보자. 명상하다가 잠시 딴생각이 들더라도 괜찮다. 다시 생각을 집중해서 온몸을 스캔하면 된다.

명상의 방법은 다양하며, 애플리케이션, 유튜브, 음악 등의 도움을 받으면 어렵지 않다. 본원에서는 주로 유튜브를 통한 명상을 권하고 있으며, 필자 또한 잠이 오지 않을 때 듣는 보디스캔 명상이 있다. 그 명상만 하면 5분 안에 잠이 든다. 불면증 해소뿐만 아니라 마음 이완에도 도움이 되니, 당뇨인이라면 운동은 놓치더라도 몸과 마음의 집중을 위해 매일매일 명상을 실천해보기를 권한다.

4 | 절 운동 따라 하기

절 운동이라니 매우 생소할 것이다. 불교 신자만 해야 할 것 같은 이름이다. 그러나 절 운동은 종교를 떠나서 누구에게나 도움이 되는 운동으로, 본원에서 적극적으로 권하기도 하고, 필자도 일주일에 3회 이상 실제로 하는 운동이다. 절 운동이 왜 좋은지 그리고 어떻게 하는 것인지 알아보자.

① 절 운동이 마른 당뇨인에게 좋은 이유

절 운동은 마음을 안정시키고 근력을 강화시켜주는 일석이조 효과가 있다.

■ 잡념이 사라지며 정신 안정에 도움이 된다

같은 동작을 반복하기 위해서는 집중해야 한다. 집중하는 동안 잡념이 잊히고 생각이 정리되는 정신 안정 효과가 있다. 절 운동을 통해 충분하게 땀을 내고 호흡에 집중하면 몸과 마음이 모두 가벼워진다.

■ 유산소운동과 근력운동을 동시에 할 수 있다

절을 10회만 해도 근육의 수축과 이완이 반복되면서 근력운동 효과가 나타난다. 그 단계를 이어서 절 운동을 진행하다 보면 산소의 도움을 받아 체지방을 연소하는 유산소운동으로 연결된다. 이처럼 절 운동 하나로 근력운동과 유산소운동을 병행할 수 있으니, 절 운동을 하면 근육이 증가하고, 기초대사량이 많아지며, 몸속 지방과 글리코겐이 연소되면서 칼로리가 소모되는 등 여러 효과를 얻을 수 있다.

■ 내장지방을 빼준다

절 운동을 할 때 복식호흡을 같이 하게 되는데 이때 횡격막과 복근을 이용해 깊은 호흡을 하게 된다. 천천히 그리고 정확하게 호흡을 들이쉬고 내쉼을 반복하는 동안 허리 벨트와 같은 복횡근이 자극을 받는데, 그 결과 복부에 쌓인 피하지방과 내장지방이 에너지원으로 사용되면서 뱃살이 빠지고 복부의 코어근육이 강화된다.

■ 짧은 시간에 할 수 있는 고강도 운동이다

절 한 번에 15~20초가 소요되므로 108배를 한다면 30~40분 이내에 마칠 수 있다. 10배만 넘어가도 땀이 나기 시작하고, 절 운동을 20분간 했을 때 소모되는 칼로리는 150kcal이다. 같은 시간 동안 수영을 한 것과 비슷한 효과를 내는 것이다.

■ 전신을 굽혔다 펴는 동작이기에 전신 근육을 강화한다

절 운동을 하면 특히 척주기립근, 둔근, 허벅지 근육이 자극을 많이 받는데, 근육은 포도당의 저장고이기 때문에 절 운동을 통해 자극받는 근육량이 많아질수록 혈당 조절이 쉬워진다. 특히 절 운동을 통해 우리 몸에서 가장 큰 근육인 허벅지 근육이 더욱 강화되기 때문에 효율적으로 근력운동을 한 셈이 된다.

■ 허리 균형을 잡아준다

현대인은 오랜 시간을 한 자세로 있기 쉬운데, 절 운동은 허리를 구부렸다 폈다(굴신)를 반복해야 한다. 절 운동을 통해 구부렸다 편 자세를 반복하며 전신, 특히 허리의 균형을 잡아줄 수 있다.

■ 심폐 기능이 좋아진다

절 운동은 전신의 근육을 사용하는 만큼 모세혈관 속 혈액의 흐름을 원활하게 한다. 또한 평소보다 산소를 더 많이 마시고 이산화탄소는 더 많이 배출하면서 호흡 기능이 좋아진다.

② 절 운동 방법

■ 준비 자세

- 턱을 당기고 양 손가락은 모두 붙여 합장하고 심장 앞에 모은다.
- 무릎과 양발도 붙여 몸이 일직선이 되도록 한다.

■ 무릎을 구부릴 때

- 허리를 수직으로 유지하면서 무릎을 바닥에 소리 나지 않게 댄다. 이때 복부와 하체의 긴장을 풀지 않는다.
- 엄지발가락은 붙이고 발뒤꿈치를 벌려 엉덩이를 사이에 넣는다는 생각으로 앉는다.

■ 손 짚으며 나아갈 때

- 손으로 바닥을 짚은 후 손바닥, 팔꿈치 순으로 대며 가슴을 구부려 머리를 바닥으로 숙인다.

- 이마와 코끝을 바닥에 댄다. 손을 뒤집어 손목과 함께 든다.

■ 고개 들고 일어날 때
- 엉덩이를 들면서 상체를 앞으로 움직여 팔과 손바닥이 직각이 되도록 한다.
- 상체를 일으키며 무릎을 꿇고 앉는다.
- 무릎을 펴며 무릎의 탄력으로 기마자세로 일어난다. 엉덩이에 힘을 주면 더욱 좋다.
- 합장하고 호흡하며 상체를 들어 올린다.

③ 절 운동 시 호흡법
- 합장하고 일어서 있을 때는 숨을 들이쉰다. (흡)
- 기마자세로 무릎을 꿇으며 코로 다시 숨을 들이쉰다. (흡)
- 이마가 바닥에 닿기 직전부터 입으로 숨을 내쉬기 시작한다. (호)
- 다시 숨을 길게 내쉬면서 합장하며 마무리한다. (호)

④ 절 운동 안전하게 하기
한 주지스님이 이렇게 말씀하셨다. "절은 자신의 리듬에 맞춰 차분하게 해야 몸의 모든 근육이 쓰여 운동 효과가 배가되고 몸에 무리가 되지 않는다." 운동을 단시간에 빠르게 하고 싶겠지만 운동 효율을 높이며 부상을 막기 위해서 반드시 정확한 자세와 자신만의 리듬이 필요하다. 절 운동을 안전하게 하는 법은 다음과 같다.

- 절 운동을 시작하기 전에 충분한 스트레칭으로 근육과 관절의 유
  연성을 확보한다.
- 관절을 보호하기 위해 손목과 무릎 보호대를 착용한다.
- 안전을 위해 방석이나 요가 매트를 이용한다.
- 무릎에 통증을 느끼면 곧바로 휴식을 취한다.

　절 운동을 잘못된 자세로 반복하다 보면 허벅지와 종아리뼈를 잇
는 연골조직인 반월상연골판이 손상되기 쉽다. 연골이 상하면 무릎
에 가해지는 충격을 제대로 흡수하지 못하는데 만약 통증을 참고 치
료를 제대로 하지 않으면 무릎관절염으로 이어질 수 있으니 주의한
다. 정확한 절 운동 동작을 위해 자세한 방법을 볼 수 있는 동영상을
참고하는 것도 좋겠다.

마른당뇨
치료법은
따로있다

PART3

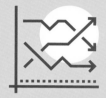

인바디를 체크하면
마른 당뇨가 보인다

체형에 따라 당뇨 관리는
달라야 합니다

1 | 생활습관 관리 방법, 체형에 따라 다르다

당뇨는 종합적이고 복합적인 병이지만 당뇨인을 정말 단순화해서 체형으로만 바라보면 비만 체형과 마른 체형으로 나눌 수 있다. 비만 체형의 당뇨인은 당연히 음식량을 줄이고 운동량을 늘리면 당뇨 치료에 도움이 된다. 하지만 마른 체형의 당뇨인은 내장지방이 심각할 정도로 많은 경우가 아니라면 음식과 운동 관리가 당뇨 치료의 핵심이 아니다. 반드시 그 외의 것을 지켜야 한다. 바로 수면과 스트레스 관리이다.

실제로 마른 당뇨인의 당뇨 관리는 수면과 스트레스 관리가 대부분이다. 음식, 운동, 수면, 스트레스라는 네 가지 당뇨 관리 요인 중에서 80%의 비중을 차지한다고 보면 된다. 음식, 운동은 단지 20%만 해당하고. (단, 이것은 아직 논문을 통해 밝혀진 건 아니고, 진료를 통한, 경험을 통한 결론이다.)

그래서 마른 당뇨인에게는 특별한 상황이 아니면 음식 줄여라, 운동 늘려라, 라는 말을 하지 않는다. 오히려 음식량이 부족하다면 음식량 늘려라, 운동량이 과하다면 운동량 줄여라, 라고 말한다. 처음에는 듣도 보도 못한 이런 식의 티칭에 마른 당뇨인이 당황하곤 한다.

음식 먹을 때마다 혈당이 얼마가 나오는지 확인하고, 이건 먹어도 될지, 저건 먹으면 안 될지 등 음식에 대해 강박관념과 조심성을 갖고 지내왔기에 편하게 먹으라고 하는 티칭이 이해되지 않는 것이다. 운동도 마찬가지이다. 매일 만 보를 채우느라 애썼고 9000보를 걸으면 불안했던 환자에게 운동은 중요한 게 아니니 기본적인 운동만 하고 차라리 명상이나 절 운동을 하라고 티칭하면 의아해한다.

하지만 이러한 본원의 티칭을 믿고, 음식과 운동은 편하게, 대신 수면과 스트레스 관리를 좀 더 열심히 하여 혈당이 잡히고 합병증이 치료되는 경험을 하면서 마른 당뇨인 스스로 수면과 스트레스가 정말 중요함을 이해하고 그동안의 관리가 부족했음을 깨닫게 된다.

비만 당뇨인은 조금 다르다. 어찌됐든 건강한 체형과 몸매를 만들어야 한다. 과한 음식 섭취를 줄이고, 집에서 소파에만 누워 있던 습관도 버리고 조금 더 움직여야 한다. 그동안 너무 많이 먹었기에, 너무 안 움직였기에 필요한 일이다. 하지만 진료를 해보니 음식량을 줄이고 운동량을 늘려 정상체중까지 감량하더라도 꼭 완치가 되지는 않았다. 결론은 비만 당뇨인 또한 음식, 운동 관리와 더불어 수면, 스트레스 관리까지 해야 한다는 것이다.

비만 당뇨인의 경우 당뇨 관리에 있어서 음식, 운동은 55%, 수면, 스트레스는 45% 정도의 비중을 차지한다고 본다. 이 또한 논문으로 밝혀진 건 아니고, 치료 경험을 통해 내린 결론이다. 이 비율이 어떤 사람에게는 60:40일 수도 있고 어떤 사람에게는 40:60일 수도 있지만, 핵심은 비만 당뇨인이라고 해서 음식, 운동 관리를 통해 체중만 줄인다고 당뇨가 완치되거나 혈당 조절이 무조건 잘되는 건 아니라는 점이다. 이는 당뇨약 먹는 당뇨인 중 당화혈색소가 6.5% 미만으로 조절되는 비율이 25.8%에 불과하다는 앞선 통계를 통해 이해할 수 있다.

2 | 그렇다면 나는 과연 어떤 체형일까?

우선 마른 당뇨를 알아보자. 전형적인 마른 당뇨인은 다음과 같은 체성분 분석 결과를 갖고 있다. 〈Part 1〉에서 설명했던 마른 당뇨인의 사례(아래 자료)를 가지고 이해해보자.

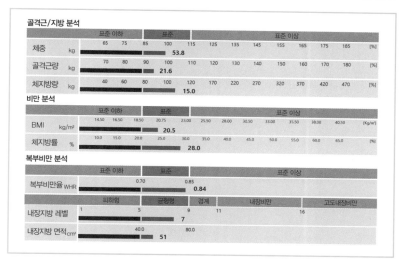

체성분 분석 결과를 보면 마른 당뇨인은 전체적으로 다음과 같은 특징이 있다.

① 체중은 표준이거나 표준 이하 범위이다.

② 골격근량과 체지방량도 표준이거나 표준 이하 범위이다.

③ 보통은 골격근량에 비해 체지방량이 좀 더 많다.

④ 내장지방도 표준(균형형)이거나 표준 이하(피하형) 범위이다.

내장지방은 나이 들수록 쌓이기 쉽기 때문에 내장지방이 표준 이상(경계나 내장비만)인 경우도 당연히 있다. (이것은 흔히 나잇살이라고 하는 것으로, 출산 후 혹은 나이 들어서 생긴 아랫배는 심각한 문제이기 이전에 신진대사 기능이 떨어지고 혈액순환이 저하되면서 지방이 흩어지거나 빠지지 못하고 신체 부위 중 특히 차가워지기 쉬운 아랫배에 축적되어 생긴다.)

만약 마른 당뇨인데 체성분 분석 결과가 아래와 같이 나왔다면 이 경우에는 유산소운동과 근력운동을 통해서 엄청나게 관리하고 있다는 뜻이다.

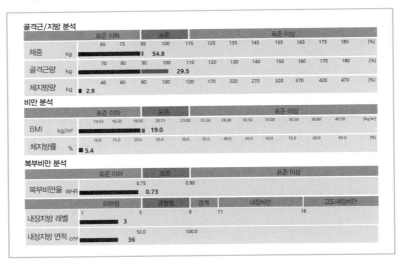

■ **엄청난 노력형인 마른 당뇨인**　　　한○○ 님

〈Part 1〉에서도 소개했던 한○○ 님의 체성분 분석 결과를 보면 체중은 거우 표준 범위이고 체지방량은 표준 이하이다. 체지방량이

2.9kg에 불과하여 표준 이하 범위 안에서도 심하게 적다. 심지어 골격근량이 체지방량에 비해 훨씬 많은데 그 결과 체지방률이 5.4%에 불과하다. 내 몸에서 체지방이 차지하는 비율이 5.4%밖에 안 된다는 뜻이다. 이런 체성분 분석 결과는 자기 관리에 철저하고 매우 노력하는 사람에게서 볼 수 있다. 이처럼 엄청난 노력형이 아닌 이상 대부분은 앞서 본 전형적인 마른 당뇨인 형태의 체성분 분석 결과가 나온다.

반대로 비만한 체형의 체성분 분석 결과를 보자. 전형적인 비만 당뇨인은 다음과 같은 체성분 분석 결과를 갖고 있다.

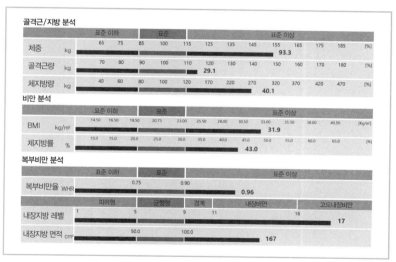

■ **전형적인 비만 당뇨인**   김○○ 님

체중과 골격근량, 체지방량 모두 표준 이상이다. 몸에서 차지하는

체지방률도 43.0%로 매우 높다. 거의 몸 절반이 지방으로 이뤄진 것이다. 심지어 내장지방도 많아서 내장지방 레벨이 고도내장비만에 해당하는 17레벨이다.

이러한 체형을 가진 당뇨인의 경우 음식 줄이고 운동을 해서 살 빼는 게 도움이 된다. 과하게 먹고 덜 움직이고 있으니 반대로 생활해야 하는 것이다. 물론 정상체중이 된다고 해서 당뇨가 완치되고 당뇨합병증이 없어진다고 보장할 수 있는 건 아니지만 말이다.

그러나 마른 당뇨인의 경우 비만 당뇨인처럼 획일화된 관리를 하면 안 된다. 반복되는 말이지만 마른 당뇨인은 살이 쪄서 당뇨에 걸린 게 아니기에 음식 줄이고 운동 열심히 한다고 해서 혈당이 온전하게 잡히지는 않는다. 오히려 이런 식의 관리를 하면 할수록 혈당은 혈당대로 잡히지 않고, 당뇨합병증은 당뇨합병증대로 발생하고, 체중이 줄어드는 만큼 힘이 없어지고 야위어간다.

체성분 분석 결과를 보면 자신이 마른 당뇨인지 비만 당뇨인지 알수 있다. 최근에는 가정에서도 전자체중계를 이용해 이러한 체성분 분석 결과를 알 수 있으니 각자 확인해보는 것도 좋겠다.

체성분 분석으로 보는
마른 당뇨 사례

1 | 근육이 줄고 지방은 오히려 늘었는데도 당뇨 완치에 가까 워졌어요 (신○○ 님)

■ 체성분 분석 – 본원 치료 전

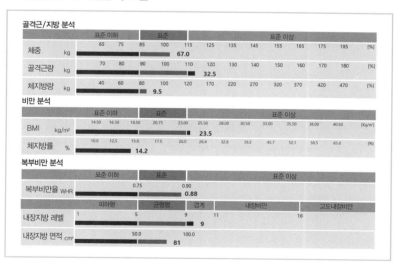

표를 보면 마른 당뇨인데 체지방량보다 골격근량이 더 많다. 별거 아닌 것 같지만 실제 이런 체성분 분석 결과를 얻으려면 엄청난 노력이 필요하다. 적당히 운동하는 정도이면 근육량보다 체지방량이 더 많기 쉬우므로 체지방량을 더 줄이고 근육량을 더 늘리려면 오랫동안 유산소운동과 근력운동을 병행해야 한다. 몸에서 차지하는 체지방률도 14.2%로 표준 이하에 해당했는데 알고 보니 운동을 매 식사 때마다 했다. 아침 먹으면 운동하고, 점심 식사 후에 운동하고, 저녁 식사 후에도 운동했던 것. 이에 운동 횟수와 양을 줄일 것을 권했다. 운동하지 않으면 식후혈당이 높아진다며 불안해했지만 평생 매번 식사 때마다 운동을 할 수는 없지 않겠냐고 설득해 겨우 운동량을 줄였다.

■ **체성분 분석 – 본원 치료 후**

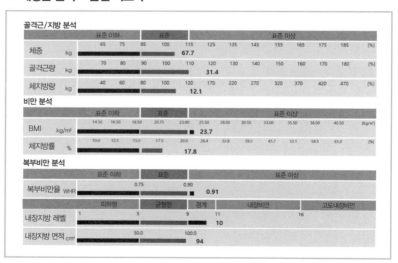

마른 당뇨, 치료법은 따로 있다

그 결과 근육량은 줄어들고 체지방량은 증가하며 체지방률이 늘어, 좀 더 인간적인(?) 체형을 갖추게 됐다. 그럼 당화혈색소는 악화됐을까? 놀랍게도 체성분 분석 결과상으로는 체형이 더 안 좋아졌지만 복용하던 당뇨약을 모두 단약했음에도 당화혈색소 5.7%가 되어 당뇨 완치에 가까워졌다.

당뇨인이라면 대부분 음식 줄이고 운동 늘려서 살 빼는 데에만 집중하게 된다. 그런데 위 사례는 체형이 완벽하지 않더라도 당뇨가 완치될 수 있다는 사실, 그리고 당뇨 완치를 위해서는 수면과 스트레스 관리가 생각보다 중요하다는 사실을 증명해주었다. 이제는 다른 각도에서 당뇨 완치에 대한 희망을 가져도 되겠다고 전망해본다.

2 | 음식만 한식 80%로 바꿨는데 건강하게 체지방이 줄었어요 (전○○ 님)

전○○ 님은 체성분 분석 결과만 보면 내장지방이 많고 BMI도 25.4kg/㎡라서 비만에 해당한다. BMI가 25kg/㎡ 이상이면 비만으로 분류되기 때문이다. 그런데 앞서 마른 당뇨인을 정의할 때 사상체질 중 소음인도 넓은 의미의 마른 당뇨인이라고 보았다.

그러한 관점에서 봤을 때 전○○ 님은 BMI상에선 비만이지만 넓은 의미로는 마른 당뇨에 해당됐다. 소음인은 원래 마른 체형을 가진 경우가 많지만 나이 들면서 호르몬 변화와 대사기능 저하로 인해 비만해지기도 한다. 그러나 본질적으로 음식, 운동의 영향보다 수면, 스트레스의 영향을 더 크게 받고 있어서 전○○ 님 역시 한의학적 치료나 생활습관 관리 등을 마른 당뇨인에 준해 하는 게 더 효과적이라고 보았다.

■ 체성분 분석 – 본원 치료 전

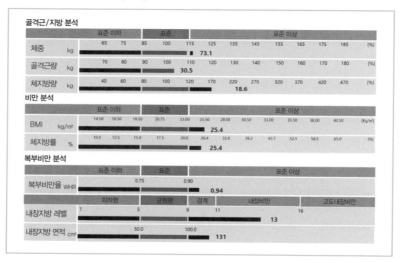

고시 공부를 하던 전○○ 님은 스마트폰 만지는 시간이 아까워 스마트폰도 없앤 분이었기에 운동할 시간은 당연히 없었다. 하지만 본원의 티칭에 따라 한식 위주로 식사하는 것과 빵, 과자, 초콜릿 등의 간식을 피하는 것은 정말 철저하게 지켰다. 운동을 못하기에 음식 관리라도 철저히 하자는 마음이었다. 고시 공부 중이라 밤 11시 이전 취

침은 어려웠고, 대신 자정 전에는 어떻게든 취침하려고 노력했는데 시험 날짜가 100일 미만으로 다가오자 이마저도 어려웠다.

결국 음식을 한식 위주로 바꾸고 빵, 과자 등의 간식을 끊은 것이 핵심 생활습관 관리였는데, 결과는 놀라웠다. 본원 치료 전 내장비만에 해당했던 전○○ 님은 운동을 전혀 하지 않고 단순히 식습관만 바꿨음에도 체지방량과 내장지방이 모두 감소해 확연하게 개선된 체성분 분석 결과에 도달했다.

■ **체성분 분석 – 본원 치료 후**

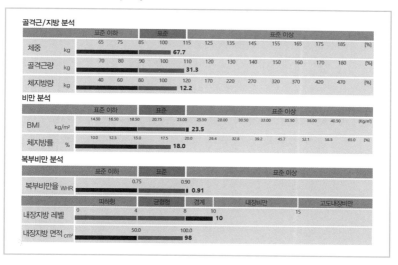

흔히 체지방과 내장지방을 줄이기 위해 운동은 필수 요소라고 생각한다. 물론 좀 더 나은 체형을 위해서는 운동이 필요하지만 기본적으로 음식이 운동보다 더 중요하다. 막대과자 1통 먹어서 얻은

260kcal를 소모하려면 계단을 대략 30층이나 올라야 한다. 막대과자를 2통 먹으면 63빌딩 정도는 올라가야 칼로리가 완전히 소모되는 것이다. 우리는 늘 먹는 건 순간, 운동으로 빼는 건 오랜 기간의 노력이 필요하다는 점을 기억해야 한다. 운동도 좋지만 일단 먹는 것부터 주의하는 습관을 길러보자.

3 │ 한약으로 수면이 잡혔을 뿐인데 살이 빠졌어요 (김○○ 님)

흔히 다이어트라고 하면 먹어서 얻는 칼로리보다 운동으로 소모하는 칼로리가 더 많아야 살이 빠진다고 생각한다. 이에 칼로리 계산을 하면서 음식을 따져 먹고, 운동할 때에도 운동 강도와 시간을 재가며 한다. 그런데 특이하게 수면의 질과 양이 좋아졌을 뿐인데 살이 빠진 사례가 있다. 그것도 2주 만에.

마른 당뇨인인 김○○ 님은 당뇨약을 끊고 완치를 하고 싶어 본원을 찾았다. 불면증이 매우 심한 상태로, 하루에 총 2~3시간밖에 못 잔다고 했다. 내원 당시 체성분 분석 결과를 보면 체형상 마른 당뇨는 아니었다. 하지만 소실적 마른 체형에다 소음인 체질이었기에 큰 범주에서 마른 당뇨로 보는 게 적절했다.

■ **체성분 분석 – 본원 치료 전**

골격근/지방 분석														
		표준 이하			표준				표준 이상					
체중 kg	65	75	85	100	115	125	135 69.6	145	155	165	175	185	[%]
골격근량 kg	70	80	90	100	110 23.8	120	130	140	150	160	170	180	[%]
체지방량 kg	40	60	80	100	120	170	220 26.4	270	320	370	420	470	[%]

비만 분석														
	표준 이하			표준				표준 이상						
BMI kg/m²	14.50	16.50	18.50	20.75	23.00	25.50	28.00 28.2	30.50	33.00	35.50	38.00	40.50	[Kg/m²]
체지방률 %	10.0	15.0	20.0	25.5	30.0	35.0	40.0 38.0	45.0	50.0	55.0	60.0	65.0	[%]

복부비만 분석							
	표준 이하		표준		표준 이상		
복부비만율 WHR		0.70		0.85	0.91		
	피하형		균형형	경계	내장비만		고도내장비만
내장지방 레벨	1	5	9	11	14	16	
내장지방 면적 cm²		40.0		80.0	123		

한약 처방을 하고 2주가 지난 후 내원했을 때 다시 확인한 체성분 분석 결과가 놀라웠다. 2주 만에 체지방과 내장지방이 많이 줄었기 때문이다. 김○○ 님도 뱃살이 줄어든 게 느껴진다고 했다. 무슨 일이 있었는지 물었다.

당뇨의 원인은 음식에 있다고 생각해 그동안 스트레스를 받으며 음식을 관리해왔는데, 한식 위주로 먹으면 되니 편하게 먹으라는 티칭에 오히려 안 먹던 과일도 먹고 식사도 더 편하게 했다. 그리고 한약을 먹으면서 불면증이 많이 완화되어 원래는 2~3시간밖에 못 잤는데 이제는 5~6시간씩 잠을 자게 됐고, 수면의 질과 양이 좋아지니 살이 저절로 빠졌다고 했다. 물론 2주 만의 변화여서 정상체중으로 가려면 시간이 더 필요했지만 수면의 질 개선만으로도 체중을 감소시켰다는 것이 놀라웠다.

▪ 체성분 분석 – 본원 치료 후

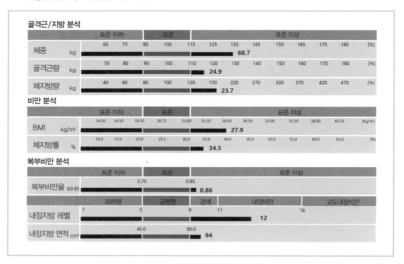

살이 찌는 데는 당연히 이유가 있다. 많이 먹어서인 건 분명하다. 하지만 먹는 음식량은 그리 많지 않은데도 살이 찌는 사람들이 있다. 몸에 습濕이 쌓이는데 배출구가 막혀서 빠지지 않아 습이 정체되는 것으로, 이는 몸이 안 좋기 때문에 발생하는 현상이다. 숙면이 안 돼서, 체온이 낮아서, 대사기능이 떨어져서 등등 습이 제대로 배출되지 못하는 이유는 여러 가지가 있다. 어떤 이유이든, 먹은 건 얼마 없지만 살은 자꾸 찌고 몸은 붓는다. 이 경우에는 몸이 좋아져야 살이 빠진다. 수면이 체형 변화에도 큰 영향을 미침을 김○○ 님의 사례가 확인해주었다.

4 | 체지방을 줄이고 근육량은 늘렸는데 혈당이 그대로예요
(김○○ 님)

마른 당뇨인 중에는 자제력이 정말 뛰어난 분이 많다. 음식, 운동 관리에 대한 지침들을 비만 당뇨인이 더 열심히 지키면 좋겠는데 오히려 마른 당뇨인이 더 열심이다. 김○○ 님도 마찬가지였다.

김○○ 님은 처음 내원 당시에도 다음의 체성분 분석 결과처럼 체지방량과 내장지방이 많지 않았다. 하지만 당뇨 관리를 위해서는 음식과 운동을 철저히 관리하는 것이 중요하다고 스스로 믿고 있었고, 수면과 스트레스 관리에 힘쓰라고 계속 티칭했지만 본인이 지금껏 해오던 습관을 버리지 못했다.

■ **체성분 분석 – 본원 치료 전**

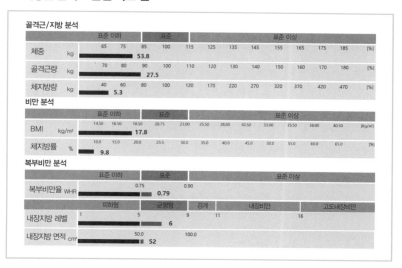

한약 치료를 하면서도 음식과 운동 관리를 계속해서 철저하게 했고, 체중은 더 감소했다. 이에 근육량은 늘고 체지방량은 오히려 줄어들어 다시 내원했을 때는 다음의 체성분 분석 결과처럼 체지방량이 1.6kg에 불과했고, 체지방률도 3%였다. 내장지방 레벨도 2까지 현저히 줄었다.

문제는 이러한 체성분 분석 결과에도 불구하고 혈당 수치는 제자리를 맴돌았다는 점이다. 다만 한약 치료를 하면서 처음 내원 시 호소했던 당뇨발저림과 피부 간지럼증은 거의 잡혀가고 있었다. 당뇨 관련 증상은 한약 복용만으로도 정말 쉽게 잡히는 반면, 혈당은 종합적이고 복합적인 문제이기 때문에 오장육부가 더 개선되고 음식, 운동, 수면, 스트레스 관리가 전반적으로 다져져야만 잡힌다. 즉 한약을 복용해 오장육부를 개선하고 체질적 문제를 보완할수록 당뇨발저림은 쉽게 줄어들지만, 내 몸이 온전해지지 않으면 그리고 음식, 운동, 수면, 스트레스가 전반적으로 관리되지 않으면 혈당은 잡히지 않는다. 특히 김○○ 님의 경우 마른 당뇨인이기에 음식과 운동보다는 수면과 스트레스 관리가 더 중요하고 절실하다.

■ 체성분 분석 – 본원 치료 후

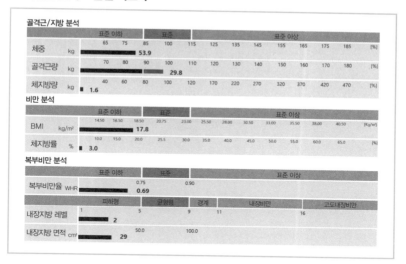

골격근/지방 분석

		표준 이하		표준				표준 이상					
체중 kg		65 75 85		100 115	125	135	145	155	165	175	185	[%]
		53.9										
골격근량 kg		70 80 90		100 110	120	130	140	150	160	170	180	[%]
		29.8										
체지방량 kg		40 60 80		100 120	170	220	270	320	370	420	470	[%]
		1.6										

비만 분석

	표준 이하		표준					표준 이상				
BMI kg/m²	14.50 16.50 18.50		20.75	23.00	25.50	28.00	30.50	33.00	35.50	38.00	40.50	[Kg/㎡]
	17.8											
체지방률 %	10.0 15.0 20.0		25.5	30.0	35.0	40.0	45.0	50.0	55.0	60.0	65.0	[%]
	3.0											

복부비만 분석

	표준 이하	표준		표준 이상		
복부비만율 WHR	0.75	0.90				
	0.69					
	피하형	균형형	경계	내장비만		고도내장비만
내장지방 레벨	1	5	9 11		16	
	2					
내장지방 면적 cm²		50.0	100.0			
	29					

아직까지도 음식량 줄이고 운동량 늘리기에 급급한 마른 당뇨인이 있다면 김○○ 님의 사례를 통해 음식, 운동 관리를 열심히 해도 혈당이 낮아지지 않을 수 있음을 기억하기 바란다. 또한 수면, 스트레스 관리를 더불어 해야 함을 인지하고 오늘부터는 수면과 스트레스 관리에 힘써볼 것도 권한다.

체성분 분석으로 보는
비만 당뇨 사례

마른 당뇨 사례에 더해 평소 우리에게 더 익숙한 비만 당뇨 사례도 일부 살펴보자. 앞서 비만 당뇨인의 경우 음식, 운동 관리를 통해 어느 정도 체형 변화를 만드는 게 필요함을 설명했고, 그럼에도 불구하고 정상체중이 된다고 하여 당뇨가 완치되는 건 아니기에 수면, 스트레스도 반드시 함께 관리해야 함을 강조했다. 결국 음식, 운동, 수면, 스트레스를 골고루 잘 관리해야 하는 체형이고, 이러한 점을 감안하면 수면, 스트레스 중요도가 더 높은 마른 당뇨인에 비해 전반적인 생활 관리에 조금 더 고루 공을 들여야 하는 체형이라고 볼 수 있겠다.

1 | 음식을 바꿨더니 살이 빠졌어요

(박○○ 님)

음식만 바꿔도 살이 빠지는 건 비만 당뇨인도 마찬가지이다. 대부분의 비만 당뇨인은 소화기가 튼튼한 편이라 평소에 기름진 음식이나 밀가루 음식을 즐기는 경향이 있다. 저녁 늦게 야식을 먹거나 폭식을 일삼는 경우도 많다.

박○○ 님도 마찬가지였다. 당뇨 진단은 받았지만 워낙 먹는 걸 즐기고 평소 소화도 잘되니 음식 관리를 열심히 하지 않았다. 그러던 중 본원을 찾았고, 음식량을 줄일 필요 없이 한식 위주로 먹고 자연에서 길러진 음식 위주로 먹으면 된다는 티칭에 본인도 할 수 있겠다고 하더니 제대로 실천하기 시작했다. 내원 당시에는 체중, 근육량, 체지방량 모두 표준 이상에다 내장지방 레벨도 높아 내장비만에 해당했다.

■ **체성분 분석 – 본원 치료 전**

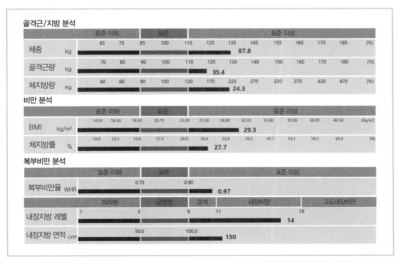

그런데 본원 처방 이후 음식 관리를 시작했더니 다음 표처럼 체지
방량과 내장지방이 줄었다. 체지방률도 27.7%에서 24.0%로 줄었다.
운동을 전혀 할 수 없을 정도로 야간과 주말에도 업무에 시달리던 박
○○ 님은 음식만 바꿔도 체중이 감소한다는 사실에 스스로도 놀라워
했다.

■ **체성분 분석 – 본원 치료 후**

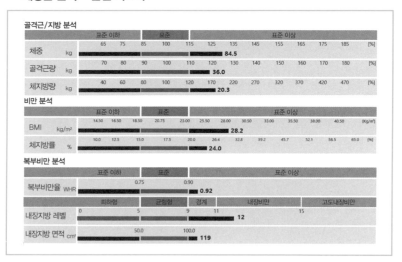

정제 탄수화물과 야식이 살을 찌운다. 곡류와 채소 위주로 먹던
1970~80년대를 돌이켜보자. 고봉으로 밥을 먹는 습관에도 비만한 체
형이나 당뇨인이 많지 않았다. 삶의 질이 윤택해질수록 패스트푸드
와 인스턴트식품 그리고 밀가루, 설탕 음식이 많아졌는데 바로 이러
한 음식들, 즉 공장에서 가공된 음식들이 살을 찌운다.

한식 위주로 80% 이상 식사하면, 그리고 한식을 내가 필요한 만큼 든든히 먹고 간식을 끊으면 놀라운 일들이 일어난다. 꼭 죽을힘을 다해 운동할 필요가 없다. 운동할 시간이 없으면 집에 들어갈 때, 사무실에 들어갈 때 엘리베이터 대신 계단을 이용하고, 출퇴근 시 자가용보다는 대중교통을 타고, 앉지 않고 서서 가는 것만으로도 기본적인 움직임은 보장된다. 여기에 주말에 가벼운 산책이나 취미 운동을 더해 즐기면 되는 것이다.

2 | 저녁밥을 일찍 먹었더니 체중이 줄었어요
(최○○ 님)

최○○ 님의 경우 평소 아침은 샐러드에, 점심은 다이어트 도시락에, 저녁은 집에서 한식으로 가족과 식사를 한다고 했기에 처음 체성분 분석 결과가 나왔을 때 도무지 이해되지 않았다. 체지방량이 표준 이상, 내장지방 레벨은 14로 내장비만에 해당됐기 때문이다.

계속 문진을 했더니 딱 하나의 문제점을 발견할 수 있었다. 바로 저녁을 밤 9시 30분 넘어서 먹는다는 것. 업무가 많아 늘 퇴근이 늦어졌던 최○○ 님은 하루 중 가족과 함께할 수 있는 시간이 오전과 저녁의 식사 시간뿐이라 이를 바꾸기는 어렵다고 했다. 하지만 이외의 다른 식사 문제는 찾아볼 수가 없었기에 아쉽겠지만 주말에 가족과 식사를 하고, 저녁밥은 회사에서 퇴근하면서 일찍 먹을 것을 권했다.

■ 체성분 분석 – 본원 치료 전

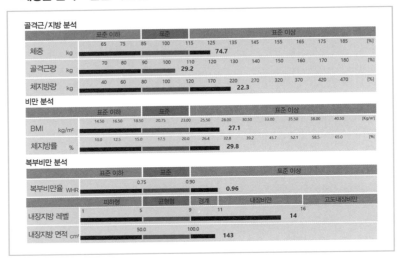

골격근/지방 분석	표준 이하	표준	표준 이상
체중 kg		74.7	
골격근량 kg	29.2		
체지방량 kg		22.3	

비만 분석	표준 이하	표준	표준 이상
BMI kg/m²		27.1	
체지방률 %		29.8	

복부비만 분석			
복부비만율 WHR			0.96
내장지방 레벨			14
내장지방 면적 cm²			143

스스로도 이 부분이 납득됐는지 그 뒤로 저녁 식사는 일찍 혼자 해결했다. 그 결과 내장지방 레벨이 2 감소했고, 체지방량과 체지방률 모두 감소했다. 환자들은 한결같이 말한다. 적게 먹는데, 음식에는 문제가 없는데 왜 살이 찌는지 모르겠다고. 하지만 원인 없는 결과 없다는 말처럼 이유 없는 비만은 없다.

보통은 음식의 종류와 양에서 그 원인이 찾아지지만 최○○ 님처럼 저녁 식사를 너무 늦게 하는 것 또한 문제가 될 수 있다. 저녁 늦게 식사를 하면 섭취한 에너지를 충분히 소모하지 못하고 바로 취침하기 때문에 대부분 살로 간다. 소화도 덜 끝난 상태이기에 자는 동안 소화를 시켜야 하고, 숙면이 어려워진다. 숙면이 안 되니 장기들이 휴식을 취할 수 없게 되고, 대사기능이 떨어져 순환이 안 되니 지방은 자꾸 축적되는 것이다.

■ 체성분 분석 – 본원 치료 후

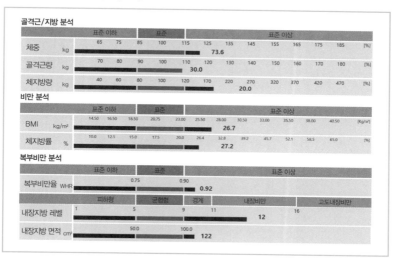

늦게 먹는 습관이 왜 비만을 야기하는지, 반대로 늦게 먹는 습관을 바꾸는 게 체형 변화에 얼마나 큰 도움을 주는지 보여주는 사례이다.

3 | 조금이라도 체중 감량을 했다면 완치됐을 것 같아요
(김○○ 님)

김○○ 님은 당화혈색소 9.8%에 당뇨약을 먹지 않는 상태로 내원했다. 태음인이면서 기본적으로 소화기가 튼튼한 편이었는데 특히 출장이 잦아 음식 관리가 어려웠다. 진료를 해보면 출장이 잦은 분들의 경우 식사가 일정하지 않고 외식이 많아 도통 식습관이 잡히질 않았는데, 김○○ 님이 그랬다.

운동도 마찬가지였다. 출장이 잦으니 헬스장이나 복싱장 등을 등록해놓고 다닐 수가 없었고, 출장 가서도 할 수 있는 일명 '홈 트레이닝(집에서 운동하는 것)'은 웬만한 의지력이 아니면 지속할 수 없기에 이 또한 불가능했다.

수면은 새벽 1~2시 넘어서 잠을 자던 오랜 습관으로 인해 일찍 잘 수 없었다. 밤 11시 전에 누워도 원래 잠을 자던 새벽 1~2시가 지나서야 잠이 들었다. 음식, 운동, 수면 어느 하나 제대로 잡아내기 어렵던 상황.

결국 한약을 먹으면서 오장육부 기능이 좋아지고 체질이 개선되어 당뇨가 잡히기를 기대할 수밖에 없었다. 첫 내원 당시 9.8%였던 당화혈색소는 가장 많이 좋아졌을 때 5.8%까지 낮아졌는데, 당화혈색소는 정말 많이 낮아졌음에도 체성분 분석 결과는 다음 표와 같이 여전히 답보 상태였다.

▪ 체성분 분석 – 본원 치료 후

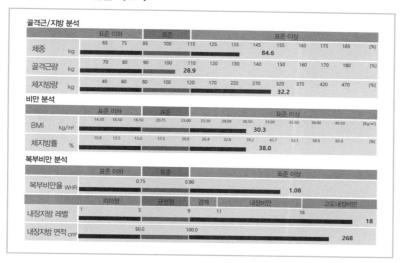

조금만 더 운동하고 조금만 더 음식 관리해서 체지방이 감소하고 내장지방 레벨이 줄었으면 좋았을걸, 하는 아쉬움이 남는다. 내장지방 레벨이 18로 본원을 찾은 당뇨인 중에서도 내장지방 많기로 최상위권에 속하던 김○○ 님. 비만 당뇨인의 경우 땀 빼는 운동과 한식 위주의 식사 관리가 반드시 병행되어야 함을 절실히 깨닫게 해준 사례이다.

체형에 따른 생활습관,
이렇게 관리하세요

1 | 아무리 강조해도 지나치지 않은 생활습관의 중요성

당뇨는 생활습관병이라고 하는데, 잘못된 생활습관이 누적되어 당뇨가 발현된다고 보기 때문에 잘못된 생활습관을 교정하는 게 무엇보다 중요하다. 실제 연구 결과 생활습관만 교정해도 당화혈색소가 평균 1~1.5% 정도 감소한다고 한다. 다만 생활습관을 어떻게 교정하는 게 자신에게 유리한지, 그리고 대체 무엇이 올바른 생활습관인지를 알아야 효율적으로, 제대로 개선할 수 있다.

앞서 언급한 것처럼 마른 당뇨인은 당뇨 관리의 네 가지 요소인 음식, 운동, 수면, 스트레스 중에서 수면과 스트레스가 80%의 비중을 차지한다고 본다. 반면 비만 당뇨인은 음식, 운동이 55%, 수면, 스트레스가 45%의 비중을 차지한다고 본다.

이러한 비율은 개인에 따라 얼마든지 달라질 수 있는데, 여기서 핵심은 단순히 음식, 운동만 관리해서는 당뇨를 극복할 수 없다는 사실이다. 마른 당뇨인이든 비만 당뇨인이든 수면과 스트레스를 반드시 관리해야 하고, 특히 마른 당뇨인은 우리가 생각하는 것보다 수면, 스트레스 관리가 훨씬 더 중요하다는 점을 이해하는 게 필요하다.

2 | 올바른 생활습관 네 가지

첫째, 음식은 한식 위주로 섭취한다.

저탄고지도 좋고 간헐적 단식도 좋은데, 문제는 오랫동안 지속하기가 어렵다는 점이다. 그런데 밥은 어딜 가나 있다. 집에도 있고 밖에도 있고. 그래서 당뇨인에게 밥 위주로 식사하라고 강조한다. 물론 한식 위주로 먹으면 제일 좋겠지만 가끔은 빵, 면 등을 먹어야 하는 상황이 생기기 마련이다. 이럴 때마다 무조건 안 먹는 게 상책일까? 아니다. 아주 가끔이라면 드시라고 한다.

그래서 본원에서 한식 위주로 드세요, 라고 하면서 덧붙이는 말은 100%가 아니고 80% 이상만 그렇게 드시라는 거다. 100%를 한식만 혹은 밥만 먹는 게 쉽지 않은데, 이 자체가 스트레스이기도 하다. 따라서 일주일 끼니 중 한식 식사의 비율이 80% 이상 되도록 노력하라는 말이다. 만약 중국집을 간다면 짬뽕밥이나 볶음밥을 먹는 게 면이나 튀김류를 먹는 것보다 낫다. 일식집을 간다면 우동을 먹는 것보다는 초밥을 먹는 게 낫다. 다시 한 번 정리하면 음식은 80% 이상 한식을 먹자 혹은 80% 이상 밥을 먹자, 이렇게 요약할 수 있겠다.

자연에서 온 음식, 자연에서 길러진 음식 위주로 먹고 그 외의 음식은 웬만하면 피하는 게 좋다. 주식을 밥으로 하면 배가 든든하다. 밥을 든든하게 먹고, 간식은 뚝 끊자. 정 먹고 싶으면 약간의 과일이나 견과류, 채소 등 자연에서 온 음식만 간식으로 삼자. 초콜릿, 과자, 쿠키, 빵은 안 된다. 쉽게 말해 자연에서 길러진 음식은 먹어도 좋고, 공장에서 만들어진 음식, 예를 들어 빵, 과자 같은 밀가루 음식, 라면 같은 인스턴트식품, 통조림, 패스트푸드 등은 가급적 피해야 한다.

둘째, 체력에 맞춰 즐겁게 운동한다.

운동은 정해진 게 없다. 만 보 걷기가 좋다고 하는데 실제 진료해 보면 만 보 걷기를 할 시간이 없는 분이 생각보다 많다. 그래서 본원에서는 만 보를 걷느냐 안 걷느냐가 중요한 게 아니고 본인이 할 수 있는 형태의 운동을 체력에 맞게 하라고 권한다. 대신 일주일에 3회 이상 하도록 추천한다. 아무리 좋은 운동이라도 일주일에 1~2회는 너무 적어 효과를 보기 어렵다.

테니스이든 배드민턴이든 평소에 좋아하는 운동, 즐겁던 운동을 하면 되고, 시간도 부족하고 장소에도 얽매이기 싫다면 집에서 실내 자전거 타기를 해도 된다. 진료하면서 당뇨인에게만 권하다가 너무 좋다는 생각이 들어 지금은 필자도 집에서 하고 있다. 유산소운동과 근력운동이 동시에 돼서 지방은 빠지고 근육은 늘어나는 게 정말 정말 좋다. 실내 자전거 타기 또한 일주일에 최소 3회는 해야 한다.

대한당뇨병학회에서 권장하는 것도 주 3회 이상, 중강도 이상, 총 150분 이상의 운동이다. 주 3회 이상, 즉 일주일에 적어도 3일 이상은 운동하라는 것이고, 총 150분이니 일주일에 3회 운동할 거면 평균적으로 하루에 50분씩은 해야 한다는 것이며, 마지막으로 약간 숨이 차면서 대화를 이어가기에는 숨쉬기가 다소 힘든 정도인, 즉 중강도 이상의 운동을 하라는 것이다. 이렇게 운동하면 심박수는 평소보다 30~50회 정도 증가한다. 이에 해당하는 중강도 운동에는 빠르게 걷기, 자전거 타기, 수영, 요가, 볼링, 배드민턴, 테니스, 발레 등이 있다.

도무지 운동할 시간이 없는 전업주부라도 유리창 닦기, 청소기 돌리기, 걸레질 등의 집안일을 한다면 이 또한 중강도 운동을 이미 하고 있는 셈이다. 영업직이거나 주로 이동해야 하는 직업을 가졌다면 일과 중에 걷는 것만으로도 이미 충분한 중강도 운동을 하고 있는 것이다. 만 보 걷기가 전부는 아니다. 만 보 걷기에만 너무 집착하지 말자.

당뇨인의 올바른 생활습관 중 다음의 셋째와 넷째는 당뇨인이 가장 지키기 어려워하는 수면과 스트레스 관리를 위한 것이다.

셋째, 밤 11시 전에 취침하고 7시간 이상 숙면한다.

가장 간과하기 쉽고, 잘 안 지키는 부분, 바로 건강한 수면 습관이다. 어릴 때부터 듣던 잔소리가 있다. 일찍 자고 일찍 일어나라! 그런데 그게 지금도 잘 안 돼서 문제이다. 밤 11시 전에 취침해야 하고, 7시간 이상 숙면해야 한다. 늦게 자는 분이 너무 많다. 혹은 일찍 자는데 숙면이 안 되는 분도 많다.

늦게 자는 건 습관이니 의지로 일찍 자는 습관을 만들어야 한다. '일찍 자는 게 그렇게 중요해?'라고 생각할 수 있는데 밤 11시 전에, 늦어도 자정 전에 취침하는 습관을 길러주면 공복혈당이 5~10mg/dL 정도는 내려간다. 장담컨대 누구나 경험할 수 있는 부분이다. 물론 평소 늦게 잠자리에 들던 분들에 한한 이야기이다. 원래 일찍 취침하던 분들은 해당되지 않는다.

이러한 수면이 왜 중요한지, 얼마나 중요한지에 대한 연구 결과가 계속 발표되고 있는데, 얼마 전에는 잠을 자는 동안 분비되는 멜라토닌이 췌장의 베타세포를 보호함과 동시에 감퇴된 기능 또한 회복시킬 수 있다는 연구 결과도 포함됐다. 잠자는 동안 분비되는 멜라토닌 호르몬이 결과적으로 혈당을 낮출 수 있다는 뜻인데, 이를 위해서는 멜라토닌이 원활하게 분비되는 시간대인 밤 10시부터 새벽 1시 사이에 잠들어 있어야 한다. 결론적으로 밤 11시 전에는 잠을 자야 멜라토닌의 영향을 충분히 받을 수 있다는 말이다.

그럼에도 불구하고 아직까지도 전문기관에서 당뇨인에게 음식이나 운동만큼 수면을 강조하고 있지는 않다. 정말 철저하게 음식을 관리하고 정말 열심히 운동하는데도 잠은 자정 혹은 새벽 1시 넘어서 청하는 분이 의외로 많다. 자신이 습관적으로 늦게 잠자리에 든다면 오늘부터는 일찍일찍, 밤 11시 전에, 늦어도 자정 전에는 취침해보자.

물론 숙면이 안 되는 분도 있을 것이다. 그런 경우에는 명상, 최면, 음악 듣기, 낮에 운동하기 등을 통해 치료해보고, 잘 안 되면 한약 치료를 받도록 한다. 중요한 건 불면증이 완화될수록 당뇨 치료가 정말 잘된다는 점이다. 음식, 운동만 중요하다고 생각했던 분들! 오늘부터 건강한 수면 생활도 꼭 같이 실천해보자.

주야간 교대 근무를 하는데 어쩌라는 말이냐고 묻는 분도 있을 것이다. 비록 잠을 일찍 잘 수는 없겠지만 주야간 교대 근무 스케줄 속에서 규칙적으로 자려고 노력해야 한다. 어느 시간대에 잠을 자든 7시간 이상 잔다. 주간 근무 때는 몇 시에 자고 야간 근무 때는 몇 시에 자고, 하는 본인만의 스케줄을 만들어서 하루 7시간 이상 숙면을 취해야 한다.

넷째, 마음의 안정을 위해 스트레스를 잡는다.

스트레스가 결국 만병의 근원이다, 이런 말까지 하는데 실제로는 스트레스 조절이 생각처럼 쉽지 않다. 나 오늘부터 스트레스 안 받을 거야, 라고 생각하면 스트레스가 사라질까? 그렇지 않다. 그래서 특별한 방법을 쓰라고 권하는 편인데, 요즘 주로 권하는 게 절 운동과 명상이다. 유튜브에 검색하면 정말 좋은 영상이 여러 개 나온다. 자신에게 맞는 절 운동이나 명상을 하루에 15~20분 정도의 시간을 투자해서 실천해보자. 마음이 많이 편안해질 것이고, 마음이 편안해지는 만큼 당뇨 관리도 더 잘될 것이다.

명상을 당뇨인에게만 강조하다가 요즘은 필자도 시간을 내어 집에서 혹은 출근길에 하고 있다. 명상이라는 게 꼭 가부좌 틀고 앉아서 혹은 누워서 해야만 하는 건 아니다. 출근길에 이어폰 꽂고, 조용한 곳에서 밥을 먹으면서, 샤워를 하면서 등등 내 상황에 맞게 얼마든지 할 수 있다.

커다란 베개 하나만 있으면, 혹은 반으로 접은 이불만 있으면 절 운동도 쉽게 할 수 있다. 다만 당뇨인이 보통은 40~50대 이상인 점을 감안해 절 운동 후에 일어설 때 무릎을 써서 일어서지 말고 손과 팔로 바닥을 짚어서 일어서라고 알려주고 있다.

의사로서 명상과 절 운동을 권하더라도 모든 환자가 다 실천하지는 않는다. 10명 중에 2~3명 정도가 할 뿐이다. 그런데 신기하게도 이것을 실천한 당뇨인은 모두 마음이 편안해지고 전보다 화도 덜 난다는 말을 많이 한다. 이렇게 얻은 마음의 평화가 당뇨 극복에 도움이 될 것임은 자명하다.

당뇨인이 꼭 지켜야 할 네 가지 생활습관을 알아보았다. 어렵게 생각할 필요가 없다. 음식의 핵심은 밥을 든든하게 먹고 간식은 뚝 끊는 것, 되도록 자연에서 온 음식 위주로 먹는 것이다. 운동은 내 체력에 맞춰 재미있게 하고 수면은 밤 11시 전에 눕고 7시간 이상 숙면을 취한다. 마지막으로 스트레스를 줄이기 위해 명상과 절 운동을 해보는 것이다.

네 가지 방법 모두 뻔한 내용이라고 생각할 수 있다. 하지만 이 네 가지를 정말 완벽하게 지켜낸 분을 거의 보지 못했다. 생활습관 네 가지를 충분히 익히고 실천하다 보면 분명 좋은 결과를 얻을 것이다.

마른당뇨
치료법은
따로있다

PART4

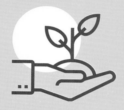

마른 당뇨인에 대한 해답,
사상체질에서 찾아라

사상체질별
체형 특징

한의학에는 사상체질이라는 게 있다. 사람을 태양인, 태음인, 소양인, 소음인 네 가지 체질로 구분해 파악하고 치료하는 것으로, 당뇨 진료에 있어서도 이러한 사상체질 구분이 효과적일 때가 많다. 마른 당뇨에 있어서 특히 그렇다.

마른 당뇨의 대부분을 차지하는 체질은 소음인이다. 사상체질 중 소음인은 신대비소腎大脾小라고 하여 소화 기능이 선천적으로 약해 음식을 마음껏 먹지 못한다. 스스로 소화가 잘 안 된다는 것을 알기에 일부러 적게 먹거나 평소 소화가 안 되던 음식, 예를 들어 밀가루 음식이나 질긴 음식 등은 피한다. 본인은 많이 먹는다고 생각하지만 남들은 위가 작아 보인다고 얘기한다. 식사를 많이 한다고 해도 소화 기능이 약하기 때문에 흡수력도 떨어져 살이 잘 찌지 않고, 기운이 없는 편이다. 이런 이유로 소음인 중에는 마른 체형이 많다. 주변 지인 중에 조금만 먹어도 배가 부르다고 하면서 먹는 양도 적고 살도 잘 찌지 않는 사람을 떠올리면 이해하기 쉽다.

《동의보감》에서도 "비위가 허약하면 소화 기능이 약해져 먹는 게 부실하고 몸이 마를 수밖에 없다. 음식을 먹더라도 양이 매우 적으며, 음식을 챙겨주지 않으면 음식 먹을 생각도 하지 않는다. 이런 사람들은 배고픔을 잘 느끼지 못하며 소식하는 경향이 있어서 살이 빠진다."고 지적했는데 이를 체질적으로 보면 딱 소음인이다.

소양인은 비대신소脾大腎小하여 소화 기능이 좋아 음식을 잘 먹고 잘 흡수시킨다. 성격이 활발하고 호기심이 많은 편이라 가만히 있지 못해 이리저리 움직이고 활동량이 많다. 다 그런 건 아니지만 대체로 음식을 잘 먹어도 소비를 많이 하다 보니 살이 많이 찌지는 않고 대체로 날렵한 모습을 하고 있다.

태음인은 사상체질 중에 가장 비만하기 쉬운 체질로, 흡수하는 기운이 강한데 이를 흡취지기吸聚之氣라고 한다. 즉 흡수하고 저장하는 기운이 다른 체질에 비해 더 강해 같은 음식을 먹어도 살이 더 쉽게 찐다. 따라서 태음인의 경우 살쪄서 고민하는 사람이 많고, 마른 사람은 상대적으로 적다. 살을 빼려고 노력하는 사람도 많다.

마른 당뇨인은
소음인 체질이 많아요

    사상체질 중 마른 체형의 대표가 소음인인데, 이러한 소음인도 당뇨에 걸릴 수 있다. 실제 본원을 찾은 당뇨인 100명 중 40~50명 정도가 소음인으로 일반적인 생각보다 꽤 많다.

    과연 소음인은 과식해서 혹은 기름진 것을 많이 먹고 비만이라서 당뇨가 오는 걸까? 도대체 소화 기능이 약해 먹는 양도 적고 소화도 잘 못 시키는 소음인이 왜 당뇨에 걸릴까? 물론 100% 음식 문제가 아니라고는 말할 수 없다. 하지만 기본적으로 소화 기능이 약한 사람들이라 음식 외의 문제인 경우가 많고, 이를 본원에서는 수면과 스트레스 문제라고 본다.

실제 소음인 체질의 당뇨인이 본원을 찾으면 음식 조절을 그만두라고 말한다. 음식량을 줄이던 습관, 먹어도 되는 음식과 먹으면 안 되는 음식을 구별하던 행위는 이제 그만할 것을 주문한다. 대신 소음인이 대체로 갖고 있는 특징, 즉 사려과다思慮過多 문제를 언급해준다. 소음인은 생각이 너무 많고 걱정과 근심도 많다 보니 이를 처리하느라 뇌를 과도하게 사용한다. 그런데 뇌는 포도당 에너지를 주로 사용하기에, 근심 걱정이 많을수록 뇌에서 포도당을 많이 사용해야 한다. 뇌를 위해 간이 포도당을 계속 생성하다 보면 결과적으로 혈당이 높아지게 된다.

수면도 마찬가지이다. 소음인 체질의 당뇨인을 보면 숙면을 취하는 경우가 거의 없다. 원래도 작은 소리나 빛, 환경 등에 예민해서 수면의 질이 좋지 않은데, 당뇨 진단을 받을 때 늘어난 스트레스 때문에 수면의 질이 더 안 좋아져서 불면증이 시작된 경우가 정말 많다.

소음인 체질의 당뇨인에게 당뇨 진단을 받기 1~2년 전에 무슨 일이 있었는지, 먹는 양이 많이 늘었는지, 아니면 크게 스트레스받을 일이 있었는지를 구체적으로 물으면 십중팔구 어떤 강력한 스트레스의 요인이 있었다고 말한다.

이에 본원에서는 소음인 체질의 당뇨인에게 기본적인 주문으로(이 체질의 환자에게 음식은 부차적인 문제이다.) 한식 위주로 먹으라고만 티칭한다. 대신 수면과 스트레스를 제대로 관리할 수 있도록 적극적으로 티칭한다.

반면 비만 당뇨인은 항상 그런 건 아니지만 태음인 체질이 많다. 이들은 당뇨가 심하지 않은 이상 당뇨 초기에 체중 감소도 나타나지 않는다. 원래 선천적으로 어떠한 기운이든 흡수하는 기운이 강해 웬만해서는 살이 잘 빠지지 않기 때문이다.

태음인 체질의 당뇨인은 음식 조절을 정말 열심히 해도 살이 잘 빠지지 않는 경우가 많은데 진료를 하면서 흡취지기에 역행하는, 즉 발산해주는 기운이 필요함을 알았다. 이에 기운이 발산될 수 있도록 운동을 통해 땀을 내라는 티칭을 했고, 이대로 실천한 태음인의 경우 당뇨 극복에 도움이 됐다.

다만 당뇨에 있어서 중요한 생활습관 요소가 음식, 운동, 수면, 스트레스 네 가지인 만큼 태음인의 경우에도 음식, 운동만 관리해서는 당뇨를 온전하게 극복하지 못했다. 태음인의 경우 흡수하는 기운이 강해 살찐 사람이 많은 건 사실이지만 이들이 정상체중으로 간다고 해서 100% 당뇨가 완치되는 것은 아니기 때문이다.

이에 태음인 체질의 당뇨인에게도 수면, 스트레스를 더불어 관리할 것을 주문하면서, 음식과 운동이 55%, 수면과 스트레스가 45%의 비중을 갖고 있음을, 결론적으로 모든 것을 골고루 잘 관리해야 함을 강조했다.

본원을 찾은 당뇨인을 사상체질로 나눠 관찰해보면 각 특징이 명확하게 나타난다.

소음인은 원래 식탐이 적고 음식 섭취량도 적은 편인데 당뇨 진단을 받으면 음식량을 더 줄여버린다. 당뇨가 음식 때문이라는 말을 들었기 때문이다. 원래 꼼꼼한 성격도 한몫한다. 워낙 세심하고 철저하다 보니 음식량 줄이고 운동량 늘리는 데에 열을 올리고 빈틈이 없다. 만 보를 걷기로 마음먹었으면 눈이 오나 비가 오나 체력이 부족하나 만 보는 꼭 걷는다. 당뇨가 음식, 운동 때문이라 하니 성격상 반드시 지켜낸다.

반면 태음인은 원래 식탐이 많고 음식 섭취량도 많은 편이라, 과식도 안 하면 좋겠고 야식도 안 먹으면 좋겠는데 환자 본인이 잘 조절을 못한다. 소식하라고 주문한 적도 없고, 그저 한식 위주로 먹되 과식하지 말고 야식 먹지 말라고 하는데도 잘 안 된다. 특히 퇴근을 하면 게을러져서 운동도 잘 안 하고 소파와 한 몸이 된다. 운동하기로 마음먹지만 작심삼일에 그치는 경우가 대부분이다. 때때로 소음인이 음식, 운동 관리하는 것의 절반만 태음인이 지켰으면 좋겠다는 생각을 하곤 한다.

소음인도
살이 찔 수 있어요

소음인이라고 평생 마른 체형일까? 그렇지는 않다. 대표적인 두 가지 이유로 살이 찐다.

첫째, 밀가루 음식이나 패스트푸드, 인스턴트 등의 미국식 식습관을 즐기는 경우이다.

소음인 체질의 당뇨인 중 우리나라에 있을 때는 마른 체형이었는데 미국 유학 후 살이 엄청나게 찐 사례가 있다. 또 10대까지는 55 사이즈 옷을 입었는데 결혼 후 밀가루 음식과 패스트푸드 등을 즐겨 먹다가 살이 많이 찐 사례도 있다.

이렇게 소음인은 한식 위주로 먹을 때는 그래도 날씬한 체형을 유지하는 경우가 많은데 빵, 라면, 과자, 패스트푸드 등을 즐겨 먹다 보면 살이 찐다. 그래서 비만한 소음인을 진료할 때면 첫눈에 소음인임을 파악하기가 쉽지 않다.

둘째, 임신과 육아 혹은 갱년기로 인해 호르몬이 변하고 대사기능이 떨어진 경우이다.

나잇살이라는 게 있다. 20대에는 3일만 굶어도 원하는 만큼 살을 빼는 데에 문제가 없는데 70대가 되면 그렇게 굶어도 살이 빠지지 않는다. 살이 빠지려면 순환이 되면서 노폐물이 빠져나가고 지방이 분해돼야 하는데, 몸이 붓고 대사기능이 떨어지니 체중이 좀처럼 줄지 않는다. 특히 우리 몸에서 가장 차가워지기 쉬운 복부에 지방이 붙어서 줄지를 않는다. 이런 경우에는 무조건 음식량을 줄인다고 살이 빠지지 않는다. 오히려 반신욕이나 족욕 등을 통해 순환을 돕는 게 더 필요하다.

결론적으로 소음인이라고 무조건 마른 체형은 아니다. 다만 소음인의 경우 한식 위주로 먹고 과식이나 야식을 즐기지만 않는다면 웬만해서는 살이 찌지 않는다는 것을 기억하자.

마른 당뇨인을 위한
한약재

1 | 소화를 도와주는 산약(마)

마른 당뇨의 경우 주로 근육량을 늘리는 데 집중해야 하는데, 혈당을 높이지 않으면서도 단백질을 보충해주는 한약재 중에 산약이 있다. 진정 마른 당뇨인을 위한 한약재로, 소화효소 중 하나인 디아스타아제 성분이 소화를 촉진하고 위벽을 보호하며 기운을 북돋아준다.

2 | 식후혈당을 낮춰주는 뽕잎

뽕잎을 한의학에서는 발산풍열약發散風熱藥으로 분류하는데, 소산풍

열^{疏散風熱}, 청폐윤조^{淸肺潤燥}, 청간명목^{淸肝明目} 효능이 있어 간과 폐의 열을 꺼서 눈을 맑게 하고 폐를 촉촉하게 만들어주므로 마른기침과 두통 등을 동반하는 열 감기에 자주 사용한다.

뽕잎은 뽕나무에서 유래하는데, 사실 뽕나무는 어느 부위 한 곳 버릴 게 없이 모두 좋은 약재로 사용된다. 뽕나무의 오디 열매는 상심자, 가지는 상지, 뽕나무 뿌리의 껍질은 상백피, 뽕잎은 상엽, 뽕잎을 먹고 자란 누에는 백강잠이라 해서 전부 다 요긴하게 쓰이고 있다.

이 중 뽕잎, 즉 상엽이 식후혈당을 낮추는 데에 도움이 된다는 연구 결과가 있다.

2017년 영국에서 뽕잎 추출물이 식후혈당 상승을 완만하게 하는 데에 효과가 있는지를 알아보기 위해 무작위 대조, 이중맹검을 적용한 임상시험을 진행했는데, 당뇨가 없는 37명을 4그룹으로 나눠 포도당(말토덱스트린) 50g과 함께 뽕잎 추출물 125mg, 250mg, 500mg과 셀룰로오스만 들어 있는 가짜약 125mg을 각각 섭취하게 한 후 15분, 30분, 45분, 60분, 90분, 120분에 혈당을 측정했다. 실험 결과 뽕잎 추출물 125mg은 가짜약과 큰 차이가 없었고 250mg, 500mg을 복용했을 때 혈당 상승 곡선이 가짜약에 비해 완만하게 나타났다.

또 다른 2017년 연구에서는 뽕잎 추출물이 2형 당뇨에 효과가 있는지를 알아보기 위해 2형 당뇨가 있는 17명을 대상으로 무작위 대조, 이중맹검을 적용한 임상시험을 진행했다. 뽕잎 추출물 1000mg과가짜약을 각각 실험군, 대조군에게 제공해 식사와 함께 하루 3회 3개월간 매일 복용하게끔 했고, 그 결과 식후혈당은 유의미하게 감소한 반면 공복혈당, 당화혈색소, 체중 감량에는 큰 영향이 없다는 결론을 내렸다.

두 연구 모두 적은 표본으로 단기간에 시행한 결과라는 단점이 있지만, 공통점은 사람을 대상으로 한 뽕잎 추출물 섭취가 식후혈당 조절에 충분한 도움을 주며 독성이 없다고 결론을 내렸다는 점이다.

당뇨 관리를 위해 뽕잎을 차로 먹을 때는 시중에 파는 것을 사서 마셔도 되고, 직접 뽕잎을 구했다면 그중에서 억세지 않은 잎 위주로 골라내어 나물 무칠 때처럼 물에 3~4회 깨끗이 씻어주고 타지 않을 정도로 중간 불에 덖어 수분을 날린 후 따뜻한 물에 1숟가락을 넣어 우려 마시면 된다.

3 | 췌장 손상을 보호하는 감송향

감송향은 감송甘松, *Nardostachys chinensis Batalin* 또는 시엽감송匙葉甘松, *Nardostachys jatamansi*의 뿌리 및 뿌리줄기를 말려서 쓰는 약재이다. 감송향은 중국 천서지방에서 생산되며 맛이 달고 냄새가 특이해 청량감을 준다.

《동의보감》'탕액' 편을 보면, 감송향은 소화기의 무력감을 다스리고 위장을 깨우는 성비개위醒脾開胃, 막힌 것을 풀어주는 개울開鬱, 찬 기운을 풀어주는 산한散寒의 효능이 있어 명치 아래 복통을 치료한다고 기록돼 있다. 이름에서 보이듯 독특한 향이 있어서 동서양을 막론하고 위장 질환에서 기인한 입냄새와 체취의 완화를 위해 사용했다고 하며 현재도 감송향을 향수나 화장품 만드는 재료로 많이 사용하고 있다.

국내 연구진이 췌장 베타세포를 파괴해 1형 당뇨를 유발한 쥐에게 감송향 추출물을 복용시키고 실험을 진행했다. 쥐 20마리를 각각 5마리씩 ① 대조군, ② 당뇨 유발 그룹STZ, ③ 감송향 추출물 복용 그룹NJE, ④ 당뇨 유발 후 감송향 추출물 복용 그룹STZ+NJE 총 4그룹으로 나누고, 실험에 따른 혈당 변화 및 산화질소NO, 사이토카인, 앤에프카파비NF-κB 분비 정도를 측정하고 췌장 베타세포 파괴 정도를 현미경으로 관찰했다.

실험 결과 ① 대조군과 ③ 감송향 추출물 복용 그룹 간의 차이는 크지 않았지만 ④ 당뇨 유발 후 감송향 추출물을 복용한 그룹에서는 췌장 베타세포 파괴가 적었고 앤에프카파비의 활성이 억제됐으며 사이토카인, 산화질소, iNOS 생성이 조절된다는 결과가 나왔다.

이 연구는 감송향 추출물이 췌장 베타세포 파괴에 관련 있는 앤에프카파비를 억제할 수 있다는 가능성을 열어주었으며, 이에 당뇨 치료에 큰 의미가 있다고 볼 수 있다.

4 | 탄수화물 흡수를 억제하는 작약

작약의 뿌리껍질을 벗겨낸 것을 '백작약', 벗겨내지 않은 것을 '적작약'이라고 한다. 작약에는 다양한 품종이 있는데 품종과 상관없이 백작약, 적작약을 한의학 본초로 사용하고 있다. 일반적으로 백작약은 보혈補血, 적작약은 청열사화淸熱瀉火의 효능이 있다고 해서 본초학적으로 그 효능을 엄연히 구분한다. 약용으로 쓰이는 작약의 뿌리에 대해《동의보감》에서는 "성질이 평하고 약간 차며 맛은 시고 쓰다. 조금 독이 있다."라고 기록하고 있다.

작약 추출물은 장에서 탄수화물의 흡수를 촉진시키는 알파글루코시다아제α-glucosidase를 억제하는데, 쉽게 말하면 장에서 탄수화물의 흡수를 촉진시키는 무언가를 억제하니 결과적으로 포도당의 흡수가 억제된다는 뜻이다. 따라서 작약은 혈당이 급격하게 상승하는 것을 막아주는 한방 혈당강하제라고 볼 수 있다.

작약이 당뇨인에게 중요한 또 하나의 이유는 바로 작약의 지통지경止痛止痙, 곧 통증과 경련을 그치게 하는 효능 때문이다. 작약은 이러한 효능 때문에 당뇨합병증 중 하나인 발저림에 효과가 좋다. 실제 한의학에서는 위경련이나 다리에 쥐가 나는 증상 등에 작약을 주로 처방한다.

작약은 몸속의 어혈을 풀어주므로 뇌졸중에 의한 편마비나 혈전, 혈관염, 여성의 월경기나 산후병을 치료하는 데에도 많이 사용된다.

작약은 차로 끓여 먹기에도 좋다. 얇게 썰어 말린 작약 뿌리를 살짝 갈색이 날 때까지 볶은 후 물 1L에 10~20g 정도 넣어 30분간 끓여 마시는 것을 추천한다. 작약만 끓이면 맛이 조금 쓰니 대추를 함께 넣어 끓이면 훨씬 맛있게 먹을 수 있다.

또한 작약은 근육의 경련을 풀어주는 효능도 있으니 반신욕이나 족욕을 할 때 물에 같이 넣어주면 근육통을 풀어주는 효과를 기대할 수 있다.

5 | 혈당 조절에 도움을 주는 나복자

나복자의 나복蘿蔔을 뜻하는 무는 머리끝에서 발끝까지 버리는 것 없이 다 먹을 수 있다. 나복자는 한의학에서 무의 씨앗을 가리키는 말로, 성질이 어느 한쪽에 치우치지 않고 평이하며 냄새가 없고 깨물어 맛을 보면 약간의 매운맛이나 단맛이 느껴진다. 나복자는 폐와 대장을 편안하게 해 열을 밑으로 가라앉히는 역할을 하므로 사상체질에서는 태음인에게 좋은 약재로 잘 알려져 있다.

또한 나복자는 혈당을 높이는 호르몬인 글루카곤을 억제한다는 연구 결과가 있다. 글루카곤이란 탄수화물 대사에 관여하고 혈당을 조절하는 호르몬으로, 혈당이 떨어지면 글루카곤이 췌장에서 생성돼 간에 작용해 혈당을 높이도록 하는데, 나복자가 이러한 글루카곤을 억제하니 혈당 조절에 도움이 된다.

나복자를 날것으로 먹으면 특유의 향이 체한 것을 토하게 하기 때문에 약한 불에 볶아 가루를 내어 약성을 완만하게 한 후에 차로 끓여서 마시는 게 좋다. 물 2L에 나복자 가루 20g을 넣고 끓이다 약불로 줄여서 30분 정도 더 달여 마시면 된다.

6 | 인슐린 저항성을 개선하는 황기

인삼과 비슷하게 생긴 황기는 콩과에 속하는 식물로 한의학에서는 뿌리를 약재로 사용한다. 황기의 주성분인 사포닌은 마치 비누처럼 물과 기름 사이의 경계막을 없애주는 효과가 있어서 혈관 속 나쁜 콜레스테롤과 노폐물을 잘 배출하도록 도와준다.

중국에서는 당뇨 치료에 황기를 많이 사용하는데, 췌장 베타세포 파괴를 막아주면서 한편으로는 인슐린 저항성을 개선한다고 한다. 또 황기를 생용으로 쓰면 근육을 재생하는 능력이 좋아 근육의 피로나 피부 점막의 만성적인 손상을 다스리는 효과가 크다. 실제 당뇨합병증 중 하나인 족부궤양 치료에 사용하면 새살이 돋는 데에 탁월한 효과를 발휘한다.

황기는 대중적으로 사용하는 만큼 큰 독성이 없어 집에서 차로 끓여 먹기에도 아주 좋은 약재이다. 물 1L에 황기 30~40g을 넣어 센 불에 15분을 끓이다가 약불로 줄이고 20분 정도 끓여 차로 마시면 되는데, 진하게 마시고 싶을 때는 은은한 불에 좀 더 끓여준다. 황기와 대추를 3:1 비율로 넣어 끓이면 달달하고 맛좋게 즐길 수 있다.

7 | 피로와 황달에 좋은 인진쑥

눈이 내리는 한겨울에도 죽지 않는다고 해서 인진쑥은 '사철쑥'이라 불리기도 한다. 수천 년 전부터 인진쑥은 간의 기운을 돕고 황달을 고치는 약재로 사용돼왔고, 실제 간 기능의 이상으로 인해 피로하거나 황달이 올 때 먹으면 좋은 약재이다. 알코올 분해 작용을 해 잦은 음주로 지친 간을 보호하기도 한다. 이러한 인진쑥의 간 보호 작용은 당뇨인에게 매우 중요한데 혈당을 조절해주는 장기가 바로 간이기 때문이다.

편하게 차로 먹을 때는 물 1.5L에 건조된 인진쑥 20~30g을 넣고 약불로 낮춘 후 10분간 끓여서 마신다. 과음했을 때는 대추나 칡뿌리를 추가하면 더욱 좋은 효과를 발휘한다.

8 | 불면증 치료에 효과적인 산조인

불면증 치료에 대표적인 효과를 발휘하는 산조인은 멧대추의 씨앗으로 대표적인 안식약이다. 산조인은 음혈을 보강함으로써 몸에 뜬 허화虛火로 인한 불면증을 치료하는데, 비유하자면 물이 부족해 물고기가 파닥일 때 물을 부어 안정시키는 역할이다. 이러한 산조인의 불면증 완화 효과는 당뇨인에게 매우 중요한데 불면증이 심할수록 당뇨가 발병하거나 기존 당뇨가 더 악화되기 쉽기 때문이다.

산조인에 들어 있는 스피노신 성분이 예민해진 신경을 진정시키는 작용으로 심신 안정에 도움을 주며 그로 인해 숙면을 취할 수 있다. 중추신경 계통의 흥분을 억제하며 최면과 진정 작용을 해 심신을 안정시키는 데 뛰어난 약효를 지녀 1000년 전부터 불면증을 치료하는 데에 쓰였다고 하니 평소 불면증이 있는 경우 차로 끓여 꾸준히 마시면 더욱 좋겠다. 물 1L에 잘 볶은 산조인 30g을 넣고 끓여 충분히 우려낸 후 3~4회로 나눠 마시면 된다.

9 | 당뇨병성 망막증에는 구기자

구기자나무의 빨간 열매는 구기자, 어린잎은 구기엽, 뿌리껍질은 지골피라고 부르는데, 그중 열매인 구기자는 성질이 차고 맛은 쓰며 독이 없다. 《동의보감》에 기록된 구기자의 대표적인 효능은 간과 신을 보하고 눈을 맑게 해주는 명목 작용이다.

구기자에는 눈을 구성하는 조직을 만드는 데에 반드시 필요한 성분인 '베타카로틴β-carotene'이 다량 함유돼 있어 시력을 보호하고, 안질환으로 인한 시력 감퇴를 막아주며, 백내장 초기에도 좋다. 당뇨병성 망막증에도 도움을 준다.

또한 혈당을 낮추는 데에도 좋은데 구기자에 특히 많이 들어 있는 '베타인 betaine'은 혈당을 강하시켜서 당뇨 예방을 돕는다.

구기자를 먹는 방법은 여러 가지가 있는데, 밥에도 넣고 죽에도 넣어 먹을 수 있다. 특히 물 2L에 구기자 1컵을 넣고 끓여서 냉장 보관해 두고 매일 음료수처럼 마시면 당뇨 예방에 좋다. 여기에 눈에 좋기로 유명한 국화와 결명자를 같이 넣고 끓여 수시로 마시면 눈도 더욱 밝아지는 일석이조 효과를 볼 수 있다.

10 | 당뇨병성 신증 완화에는 계혈등

다소 생소하지만 '계혈등^{雞血藤}'이라는 한약재가 당뇨병성 신증, 즉 당뇨병으로 인한 신장질환 치료에 효과가 있다는 연구 결과가 있어 소개한다.

계혈등은 '밀화두'라는 콩과 식물의 덩굴성 줄기이다. 계혈등의 한자를 풀어보면 '닭 계', '피 혈', '등나무 등(또는 '덩굴 등')'의 조합으로, 이 식물의 덩굴을 자르면 닭의 피와 비슷한 액이 나온다고 하여 붙여진 이름이다.

계혈등은 덩굴 줄기 말린 것을 약재로 사용하는데, 한약재 분류 중에 '활혈거어약'에 속하는 약재로 부인과의 월경질환을 비롯해서 빈혈과 같은 혈액 관련 질환에 주로 쓰여왔다.

한국식품연구원 기능성소재연구단 하상근 박사 연구팀은 계혈등 추출물을 당뇨가 걸린 쥐에게 6주 동안 투여하고 실험했는데 그 결과 세 가지 이유로 계혈등이 "당뇨로 인한 신장의 손상을 완화시킬 수 있다."는 결론을 내렸다.

첫째, 계혈등이 당뇨합병증을 일으키는 주요 인자 중 하나인 이상지질혈증, 즉 고지혈증을 정상 수준으로 회복시킬 수 있다는 것이다.

.

둘째, 계혈등이 신장에서 최종당화산물 및 관련 단백질의 발현을 억제한다는 것이다.

최종당화산물이란 간단하게 말해서 탄수화물과 단백질의 결합으로 생성되는 '당독소'라고 이해하면 된다. 당독소는 포도당, 과당과 같은 당이 단백질 또는 지방에 결합한, 즉 당화 glycated 되어 생성된 물질이다. 당화됐다는 것이 포도당과 결합했다는 뜻이므로, 결론적으로 포도당이 단백질이나 지방과 결합한 것을 당독소라고 한다.

당독소는 심근경색, 뇌졸중, 망막증, 신부전과 같은 당뇨합병증을 일으킬 수 있다고 알려져 있다. 따라서 계혈등 추출물을 투여했더니 당독소가 줄었다는 것은 달리 말하면 당뇨합병증 위험을 낮출 수도 있음을 의미하는 결과이다.

셋째, 계혈등 추출물 투여 이후 알부민/크레아티닌 비율이 대폭 감소했기 때문이다. 알부민/크레아티닌 비율은 특히 당뇨병성 신증이 있는지 진단할 때 실시하는 주요 검사 방법 중 하나이다. 신장 기능이 저하되었거나 문제가 있을수록 알부민/크레아티닌 비율이 높아진다. 실험에서도 당뇨가 있는 쥐들의 알부민/크레아티닌 비율이 정상 쥐들의 알부민/크레아티닌 비율에 비해 10배 이상 높았고, 여기에 계혈등 추출물을 투여하고 나니 알부민/크레아티닌 비율이 무려 60%나 감소했다고 한다.

계혈등을 복용하는 방법은 따뜻한 차로 달여 물 대용으로 마시는 것이다. 물 200mL에 계혈등 10~15g을 넣고 달여서 수시로 마시면 좋다.

마른 당뇨인을 위한
혈자리

1 | 스트레스 완화_ 전중혈

한의학에서는 막힌 기를 뚫어서 스트레스를 완화시켜준다. 기를 위아래로 소통해주는 큰 경락, 즉 큰 통로에는 인체의 정중앙을 지나는 임맥과 독맥이 있는데 스트레스 완화를 위해 이러한 임맥과 독맥을 활용하는 것이다. 그중에서도 과도한 생각이나 통제되지 않는 감정 등으로 화병이 발병한 경우에는 가슴 한가운데 있는 혈자리인 전중을 자극한다.

전중혈은 양 젖꼭지를 연결한 선의 한가운데 오목한 부분에 위치하며 화병이 있을 때 이곳을 누르면 윽 소리 나게 아픈 경우가 많다.

이럴 때 엄지손가락으로 10초간 지그시 위아래로 살살 쓸어가며 심호흡을 해주면 스트레스로 가득 찬 속이 풀리는 데 도움이 된다.

2 | 췌장 기능 개선_ 배수혈 중 췌장혈

마른 당뇨인은 심리적으로 스트레스를 받거나 육체적으로 과부하가 왔을 때 자율신경장애가 나타날 수 있다. 흉추에서 나오는 신경은 소화 기능, 심장 기능, 피부 발한 등과 같은 자율신경 기능과 굉장히 밀접한 연관이 있는데 이러한 흉추에는 한의학에서 흔히 말하는 배수혈이 존재한다. 배수혈이란 척추와 나란히 배열된 혈자리들을 말하는데 실제로 척추신경과 자율신경의 위치가 놀랍게도 일치하기 때문에 현대의학의 자율신경과 상통한다.

특히 흉추 7번과 8번은 당뇨와 크게 관련된 장부인 췌장에 해당하는 곳으로, 이곳을 자극하면 췌장 기능 활성화를 도와서 인슐린의 분비와 저항성 개선에 효과가 있다. 더불어 척추 교정을 통해 흉추의 정렬을 좋게 하면 몸의 대사 능력이 좋아져서 비만이나 당뇨 수치 개선에도 큰 도움이 된다. 좀 더 아래에 있는 흉추까지 자극하면 소화기관에 해당하는 비장과 위장을 자극해주기 때문에 소화력이 약한 마른 당뇨인의 급체나 만성 소화불량에도 도움이 된다.

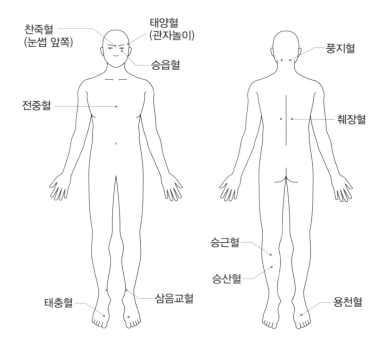

찬죽혈
(눈썹 앞쪽)

태양혈
(관자놀이)

승읍혈

전중혈

풍지혈

췌장혈

승근혈

승산혈

태충혈

삼음교혈

용천혈

3 | 당뇨발저림 완화_ 승근혈, 승산혈, 삼음교혈

당뇨발저림이 있는 경우 뭉친 종아리 근육을 풀어주면 증상 완화
에 도움이 된다.

첫째, 승근혈이다. 종아리에는 비복근이라는 근육이 있는데 비복
근이 갈라지는 한가운데에 승근혈이 있다. 이 부위를 만져보면 근육
사이로 움푹 들어가는 부위를 찾을 수 있고, 이곳을 압박하면 근육이

뭉치는 것을 방지하고 이미 뭉친 근육을 풀어주는 데 도움이 된다.

둘째, 승산혈이다. 비복근 밑의 가자미근에 해당하는 승산혈은 승근혈의 아래쪽, 아킬레스건이라 불리는 발꿈치힘줄과 비복근의 힘줄이 만나는 곳에 위치한다. 다리에 힘을 줘서 근육을 불룩 세웠을 때 비복근 부위를 따라 내려가면서 끝나는 지점이 바로 승산혈이다.

지압을 할 때는 엄지손가락을 이용해 천천히 꾹 10초 정도 눌렀다가 떼면 되고, 세지 않게 적당한 압력을 주는 게 좋다.

승근혈과 승산혈은 근육을 풀어주고 경락을 소통시키면서 허리와 무릎 쪽의 근육을 강화해주는 효능이 있다. 또 우리 몸의 소화기관과 관련된 장의 기운을 조절하기 때문에 주로 하지와 허리에 문제가 있을 때뿐만 아니라 설사, 구토, 변비 등의 질환에도 사용할 수 있다.

셋째, 삼음교혈이다. 연구 논문으로 많이 발표된 혈자리로, 종아리 안쪽 복사뼈 위로 손가락 3마디 정도 자리(5cm)에 위치한다. 손가락 2개를 올려두고 호흡을 천천히 들이쉬면서 5초 정도 꾹 눌러주면 시원한 자극을 느낄 수 있다.

이렇게 한 번 누를 때 10회 정도 삼음교혈을 자극하면 혈장 피브리노겐이 감소해 혈액순환을 증강시키고 인슐린 분비를 조정해 당뇨 치료에 많은 도움을 준다.

삼음교혈은 한의학에서 기능적으로 나누는 상초, 중초, 하초 중에서 중초와 하초를 조절하는 혈자리이기도 하다. 따라서 소화기, 비뇨생식기, 부인과 질환에 사용될 수 있는데 특히 생식기관의 특효혈로 남성의 전립선과 여성의 자궁 질환에도 효과적인 최고의 경혈이다.

4 | 눈 보호_ 태양혈, 찬죽혈, 승읍혈

눈이 자주 피로하거나 실핏줄이 터지는 경우 어떻게 관리할까?

《동의보감》에는 두 손바닥을 비벼서 열을 낸 후 눈꺼풀을 덮고 아래위로 빠르게 마찰하는 안구지압술이 많은 도움이 된다고 기록돼 있다. 이렇게 눈을 따뜻하게 해주면 미세혈관의 혈액순환이 증강돼 눈의 피로를 해소하는 데에 매우 효과적이다.

더불어 다음의 몇몇 혈자리를 함께 지압해주면 좋다.

첫째, 태양혈이다. 관자놀이 부위에 있으며, 태양이 비추듯 시원하게 눈의 피로를 풀어주는 혈자리이다. 처음부터 너무 강하게 누르지 않고 조금씩 힘을 주면서 꾹꾹 눌러준다.

둘째, 찬죽혈이다. 눈썹이 시작하는 부위에 있으며, 눈의 열을 내려주고 과로를 풀어주어 머리가 맑아지며 눈 주위의 부기를 빼는 데 효과가 좋다. 검지손가락으로 2~3초간 반복해서 꾹꾹 누르면 된다.

셋째, 승읍혈이다. 눈 아래의 움푹 들어간 부위에 있으며, 눈으로 가는 에너지를 늘려주어 눈을 맑게 하고 피곤하면 생기는 다크서클을 개선해준다. 손가락 2개를 양쪽 눈의 승읍혈에 대고 원을 그리며 마사지하면 된다.

한 번 지압할 때 10초 정도, 아침에 일어나서 한 번, 잠들 때 한 번씩 꾸준하게 해주면 눈의 피로가 많이 해소될 것이다.

5 | 만성피로 해소_ 풍지혈, 태충혈, 용천혈

만성피로를 호소하는 당뇨인이 많다. 만성피로에 도움 되는 혈자리는 어디일까?

첫째, 풍지혈이다. 목 뒤 중앙에서 양쪽으로 1.5cm 정도 떨어진 오목한 두 지점으로, '바람 풍風'자의 풍은 감기와 중풍을, '못 지池'자의 지는 제거한다는 뜻을 담고 있다. 이곳을 엄지손가락과 검지손가락으로 누르면 머리와 뒷목이 시원해지고 감기로 막힌 코가 뚫리며 중풍 예방에도 효과가 좋다. 손바닥으로 귀를 감싸듯 덮어준 후 엄지손가락을 사용해 수시로 눌러 지압하면 된다.

둘째, 태충혈이다. 엄지발가락과 둘째발가락 사이를 밀고 올라가서 뼈가 걸리는 곳에 위치한 지점이다. 경락에서 간은 피로를 주관하는 장부로, 이러한 간과 관련된 혈자리 중 하나인 태충혈은 간 기능을 개선하는 중추적인 역할을 한다. 따라서 태충혈을 자극하면 피로가 해소되고 특히 눈과 관련된 증상들, 눈이 흐리거나 시력이 나빠지거나 충혈되는 증상이 개선된다.

셋째, 용천혈이다. 발바닥에 있는 용천혈은 생명에너지 저장고인 신장에 해당하며 생명과 기운이 샘처럼 솟아난다 하여 붙여진 이름이다. 발바닥을 오므렸을 때 가장 오목하게 들어가는 곳이 바로 용천혈이다. 노화는 발바닥부터 시작된다고 하는데 이 혈을 자극하면 기혈 순환을 활발히 해주어 만성피로 해소와 원기회복에 좋다. 지압봉이나 나무막대 등을 사용해 발바닥에 대고 문질러주면 된다.

마른당뇨
치료법은
따로있다

PART5

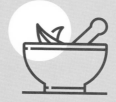

한약 치료를 통해
희망을 찾은 마른 당뇨인들

당봄한의원에서는 모든 당뇨인을 체형에 따라 나눈다. 비만 당뇨, 즉 비당(肥糖)이라면 장부의 열을 꺼주는 '청열(淸熱)' 요법으로, 마른 당뇨, 즉 소당(消糖)이라면 기의 울결을 풀어주는 '해울(解鬱)' 요법으로 한약과 침 치료를 하고 있다.

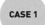

소음인은 보통 마른 체형이지만, 살이 찔 수 있어요

박○○(여, 40세) | 충청남도 당진시 거주 | 당뇨약 복용 안 함

1. 당뇨 완치: 당화혈색소 감소(5.8% → 5.1%)

박○○ 님의 당뇨는 3년 전 임신성 당뇨에서 시작됐다. 그 때 둘째를 임신 중이었는데 임신성 당뇨라 내내 조심했던 기억이 난다. 임신성 당뇨가 있더라도 출산 후 보통은 정상으로 돌아가는데 추적검사에서 당뇨 진단을 받았고, 이에 한약으로 근본적인 치료를 하고 싶어 본원을 찾았다.

20대에는 55 사이즈 옷을 입고 항상 55~60kg 정도를 유지했는데, 두 아이를 낳은 후에는 체중 80kg에 내장지방도 엄청 증가했다. 박○○ 님은 소화 기능이 약하고 과식하면 힘이 들고 비위도 약한 전형적인 소음인 체질로, 밀가루 음식이나 과자, 패스트푸드 등을 먹지 않으면 살이 잘 안 찌지만 반대로 이런 음식을 많이 먹으면 체중이 쉽게 증가한다. 안타깝게도 박○○ 님은 후자에 속했다.

소음인은 신대비소腎大脾小라고 하여 소화 기능이 약한 게 특징이고, 이로 인해 소식하거나 정량만 먹는 경향이 있다. 본인의 양보다 더 많이 먹으면 체하거나 속이 불편해지기 때문이다. 그런데도 패스트푸드나 밀가루 음식 등의 단품 식품은 간편하게 먹을 수 있다는 이유로 여러 반찬에 찌개나 국을 챙겨 먹어야 하는 한식보다 선호하는 편이다. 문제는 이러한 음식이 살을 찌우고 당뇨를 유발한다는 사실이다.

박○○ 님은 비위에 안 맞는다며 오이도 먹기 힘들어할 정도였고 항상 구취가 난다고 호소할 만큼 전반적인 소화 기능이 약했다. 심지어 한약도 그냥 먹기에 진하다며 희석해서 복용했다. 생리를 하면 속이 안 좋고 전두통도 느낀다고 했는데, 생리 기간에 불편한 증상이 나타난다면 그 부위가 평소에 좋지 않다는 걸 의미한다. 수정란이 착상이 되지 않고 생리가 시작되면 자궁에 피가 모이는데 상대적으로 다른 장부에는 피가 가지 못하게 된다. 특히 평소 부족했던 장부나 부위에 마치 피의 썰물이 일어나듯 피가 상대적으로 부족한 혈허血虛 상황이 발생해 불편한 증상을 느끼게 되는 것이다.

한의학적으로는 경락 중에서 위경이 얼굴을 지나가기 때문에 체했거나 속이 안 좋으면 위경이 지나는 얼굴 부위에 증상이 나타난다. 실제 체하면 꼭 전두통, 즉 이마 부위 두통을 호소하는 분이 있는데, 박○○ 님도 마찬가지였고, 이는 소화 기능이 얼마나 약한지를 보여주는 것이다.

박○○ 님은 전형적인 소음인이라 밀가루 음식, 패스트푸드 등을 피하고 한식 위주로만 식사하면 웬만해서는 살찌지 않는 체질이기에 철저히 한식 위주로 식사할 것을 권했다. 하지만 오랜 습관 때문인지 잘 지키지 못했다.

수면 문제도 있었다. 두 아이와 함께 잠을 자다 보니 통잠 혹은 숙면을 하지 못했다. 소음인이기 때문에 특히 수면과 스트레스 관리가 중요한데, 낮에는 육아를 하고 저녁에는 아이들과 자느라 정상적인 통잠을 자지 못하니 당뇨 관리가 참으로 어려웠다. 육아와 살림을 동시에 하느라 운동할 시간이 없는 건 지극히 당연했다.

이렇게 쉴 틈 없이 바쁜 당뇨인에게는 늘 먹는 것과 자는 것 두 가지만 강조한다. 운동 안 하는 사람은 있지만 먹지 않고 잠 안 자며 살아가는 사람은 없기 때문이다. 박○○ 님에게도 한식 위주로 먹을 것, 밤 11시 전에 취침할 것을 수없이 강조했다. 물론 체중 감소를 위해 운동도 권했다.

결론적으로 체중 변화는 크게 없었다. 하지만 당뇨는 완치됐다. 내원 당시 5.8%였던 당화혈색소가 5.1%로 확 낮아졌다. 체중 변화가 없었기에 한약의 힘으로 끌고 간 것으로 보인다. 당뇨를 완치했지만 잘못된 식습관은 완전히 고치지 못했고, 아이들과 함께 자기에 수면도 여전히 온전치 못하다. 그래도 다행인 건 한약 치료 마지막 즈음 구취가 사라졌다는 점인데 이는 소화 기능이 어느 정도 회복됐음을 의미한다. 소화 기능 개선이 당뇨 완치에 긍정적인 영향을 미쳤음은 분명하다. 당뇨를 치료할 때는 췌장만 중요한 게 아니라 내 몸의 오장육부 기능이 전반적으로 온전해져야 인슐린이 제대로 작동해서 혈당을 잡을 수 있다. 앞으로도 한식 위주 식습관을 잘 유지하고, 수면의 질도 더 좋아지길 바란다.

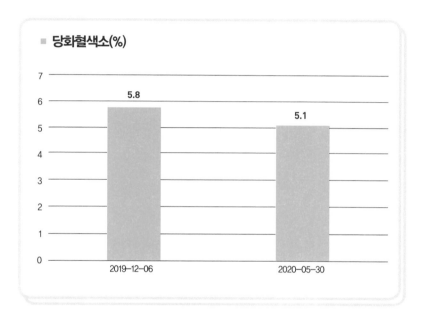

■ 당화혈색소(%)

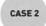

CASE 2

당뇨 때문에 급격히 감소한 체중 20kg을 회복하면서 당뇨도 완치할 수 있어요

박OO(남, 49세) | 서울특별시 강서구 거주 | 당뇨약 복용 1개월 차에 내원함

치료 후의
변화

1. 당화혈색소 감소(10.9% → 5.4%)

2. 당뇨약 단약(3알 → 단약)

3. 당뇨 초기 감소한 체중 20kg 중 11.8kg 회복

4. 무기력감 → 기력 회복

5. 야간뇨 1회 → 소실

치료
이야기

20~30대에는 키 162.2cm에 체중 70kg으로 보통 체격이었는데 날씨가 따뜻한 동남아시아에서 수년간 생활하는 동안 체중이 88kg까지 늘었다. 기름진 음식과 면 위주의 식사에 아이스크림과 과일을 풍족하게 먹었고, 특히 떡볶이와 국수를 즐겨 먹었다.

그러다 갑자기 체중이 6개월 만에 20kg이나 줄었다. 살을 빼려고 일부러 노력한 것도 아니었던 터라 몸에 이상이 생겼음을 감지했다. 입안이 타들어가는 것 같아 물을 하루에 5L씩 마셨고, 소변을 30분마다 봤다. 증상만으로도 당뇨임을 알 수 있었고, 이에 잘못된 식습관을 개선해가며 매일 2시간씩 운동했다.

그러던 중 귀국하게 되었고, 한국에 온 김에 당뇨를 제대로 치료하리라 마음먹었다. 처음에는 내과에서 당뇨약 처방을 받아 1개월간 복용했는데, 평생 당뇨약을 먹을 게 아니라 근본적인 치료를 해야겠다는 생각이 들어 본원을 찾았다.

내원 당시 체중은 66.5kg, 당화혈색소는 10.9%였다. 혈당이 매우 높고 체중은 많이 줄어든 상태여서인지 힘이 없고 기운이 빠져 보였다. 알고 보니 컨디션만의 문제가 아니었다. 혈당 걱정에 몸에 연속혈당측정기를 부착하고 실시간으로 혈당을 재면서 음식 관리를 했는데, 하루 24시간을 음식과 혈당과의 관계에 집착하며 살다 보니 매우 지쳐 있었다. 혈당이 높으면 심리적으로 불안해져서 혈당을 높이는 음식은 피하게 됐고, 더불어 음식량을 무리하게 줄이다 보니 기력이 저하되면서 저혈당으로 어지럽기까지 했다. 이에 연속혈당측정기를 그만 사용할 것을 주문했다. 당뇨 관리에 전혀 도움이 안 됐기 때문이다.

한약 치료를 하면서 음식량을 충분하게 늘렸다. 원래는 하루 두 끼는 채소만 먹고 탄수화물은 거의 안 먹었는데 이제는 하루 세 끼를 한식 위주로 구성해 규칙적으로 먹었다. 운동도 체력에 맞게 할 수 있는 만큼만 했다. 음식량을 늘리고 운동량은 체력에 맞게 줄이니 기력이 생기고 저혈당 증상이 없어졌다. 매일 1회씩 있던 야간뇨가 거의 없어졌고, 무엇보다 체중이 많이 늘었다. 내원 당시 66.5kg에서 71.9kg까지 회복된 것. 가장 중요한 당화혈색소도 많이 잡혀서 10.9%에서

6.1%까지 낮아졌다. 불과 2개월 만에 나타난 변화이다. 이후로도 지속적인 치료와 생활 관리로 당화혈색소는 5.4%까지 낮아지고, 체중은 78.3kg까지 증가했다. 체중이 증가해도 당화혈색소가 낮아질 수 있음을 또 한 번 증명해준 사례이다.

한국에 있는 동안 당뇨를 완치하고 싶다는 박○○ 님은 앞으로는 당뇨약을 끊고 치료받을 계획이며, 당뇨약을 3알 복용하다가 단약한 상태이다. 연속혈당측정기를 사용해도 잘 잡히지 않던 혈당이 음식량을 늘리고 운동량은 줄인 지금에 와서야 안정적으로 잡힌다. 음식, 운동 관리가 당뇨 치료의 전부가 아님을 증명한 박○○ 님의 남은 치료, 당뇨 완치를 응원한다. 물론 본원이 끝까지 함께할 것이다.

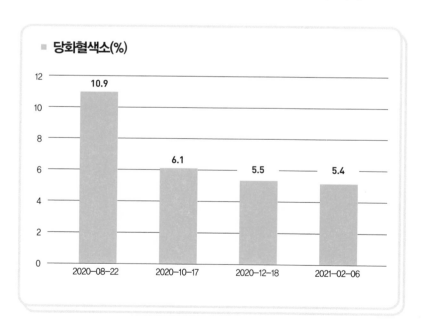

CASE 3

몸이 좋아져 1.5형 당뇨에서 2형 당뇨로 바뀌었고, 혈당도 낮아졌어요

전OO(남, 57세) | 서울특별시 종로구 거주 | 당뇨약 복용 20년 차에 내원함

치료 후의
변화

1. 당화혈색소 감소(9.7% → 6.8%)

2. C-펩타이드 증가(0.64ng/dL → 1.81ng/dL)

3. 수면 질 개선

4. 거품뇨 소실

5. 피로감 감소

치료
이야기

고시 공부를 하는 전○○ 님은 20년 전부터 당뇨약을 복용하기 시작했고, 7년 전부터는 인슐린 주사도 맞았다. 6개월 전부터는 인슐린 주사를 맞아도 혈당이 잡히지 않아 인슐린을 26단위까지 늘렸다. 내원 당시 당화혈색소는 9.7%로 상당히 높았고, 인슐린 분비가 제대로 되는지를 보여주는 C-펩타이드 수치도 0.64ng/dL에 불과해 인슐린 분비 능력이 많이 저하돼 있었다. 이처럼 당화혈색소가 높은 것도 문제였지만, 인슐린이 제대로 분비되지 않는 것이 더 큰 문제였다.

고시 공부가 길어지면서 스트레스를 많이 받는다고 했다. 잠자는 시간이 아까워 수면 시간을 5시간으로 줄였는데 수면의 질도 좋지 않

아 실제 수면 시간은 4시간 정도에 불과했다. 공부를 하다 보니 빨리 먹을 수 있는 빵, 샌드위치, 면 등을 즐겼고, 공부하며 틈틈이 간식도 먹었다. 공부에 집중해야 하니 운동을 못하는 건 당연했다. 당뇨 관리에 있어서 중요한 음식, 운동, 수면, 스트레스 네 가지 생활습관 관리 중 어느 것 하나 제대로 지켜내기 어려운 삶이었다.

한약 치료를 하면서 잘못된 생활습관을 바로잡기로 했다. 운동은 별도로 하지 않아도 좋으니, 더불어 스트레스 관리를 못해도 좋으니, 누구나 매일 하는 두 가지, 즉 먹고 자는 것만큼은 바로잡기를 당부했다. 되도록 한식 위주로 먹고, 밤 11시 전에 취침하는 것 말이다. 그리고 인슐린이 제대로 분비되지 않는 만큼 한약 치료가 매우 오래 걸릴 수 있음을 덧붙이는 것도 잊지 않았다. 단순히 당화혈색소만 낮아지면 되는 게 아니라 결국 C-펩타이드 수치가 동시에 높아져야 하기 때문이다.

한번 저하된 C-펩타이드 수치, 즉 인슐린 분비 능력은 다시 회복 불가능할 거라고 생각하는데 임상에서는 그렇지 않다. 물론 췌장의 베타세포 파괴로 인해 인슐린이 제대로 분비되지 못하는 1형 당뇨의 경우에는 췌장에 기질적인 손상이 생긴 것이라 회복이 불가능하다고 볼 수 있다. 하지만 성인이 된 후에 2형 당뇨 진단을 받았는데 어느 날 검사해보니 C-펩타이드 수치가 낮다는 이야기를 들은 경우에는(최근에는 이를 1.5형 당뇨라고 부른다.) 노력하기에 따라 혹은 치료하기에 따라

C-펩타이드 수치가 다시 높아질 수 있다. 아예 회복 불가능한 건 아니라는 뜻이다. 다만 인슐린 분비 기능이 저하된 지 얼마나 오래됐는지, 몸 상태가 얼마나 악화됐는지 등에 따라 회복하는 데에 걸리는 기간이 달라진다.

그렇다면 당뇨 치료할 때의 한약 치료와 인슐린 분비 기능을 높이는 한약 치료는 다를까? 그렇지 않다. 한약은 억지로 혈당을 낮추는 약이 아니기 때문에 한약으로 당뇨를 치료하려고 해도 결국 혈당을 스스로 조절할 수 있는 몸 상태, 즉 시스템을 만들어야 하는데, 이를 위해서는 장기 기능을 바로잡고 체질적인 문제를 개선해야 한다. 인슐린 분비 기능도 마찬가지이다. 인슐린 분비량이 늘어나려면 결국 몸 자체가 좋아져야 한다. 췌장뿐만 아니라 몸 전체의 컨디션이 좋아져야 인슐린 분비도 활발해진다. 마치 갑상샘저하증 환자를 한약으로 치료할 때 갑상샘 자체만 자극하는 게 아니라 몸 전체를 바로잡아야 갑상샘호르몬 분비 기능도 회복되는 것과 같다.

전반적인 몸 상태를 개선해서 인슐린 분비량도 늘려야 하는 어려운 임무를 부여받고 한약 치료를 시작했다. 고시 공부 하나만도 어려운데 동시에 한약 치료까지 병행했다. 치료를 할수록 놀란 것은 전○○ 님의 한약에 대한 신뢰가 정말 무한하다는 사실이었다. 그리고 전○○ 님에게 당부했던 두 가지만큼은 정말 철저하게 지키려고 노력했다. 고시 공부 때문에 밤 11시 취침은 못했지만 대신 자정 전에는 어떻게든 취침했고, 빵, 과자 등의 간식을 끊고 철저하게 한식 위주로 식사했다. 공부하면서 간식을 먹지 않는다는 건 보통 힘든 일이 아닐 것이다.

그래서인지 몸에서 나타나던 증상들이 한약 치료 2주 만에 호전 반응을 보이기 시작했다. 입마름이 거의 없어지고, 피로도 줄고, 거품뇨도 줄어들었다. 잠드는 데에 걸리는 시간도 줄어들어 수면의 양과 질이 좋아졌다. 한약 치료 3개월이 지나자 당화혈색소는 처음 9.7%에서 7.3%로 낮아졌고, 그래서인지 저혈당을 호소했다. 한약 치료로 몸이 좋아지는데도 당뇨약과 인슐린을 그대로 투여하고 있었기 때문이다. 이에 주치의와 상의해 저녁 인슐린을 12단위에서 6단위로 줄였고, 나중에는 아침 인슐린도 14단위에서 2단위를 줄였다.

C-펩타이드 수치가 낮은데 인슐린 단위까지 줄여가니 당화혈색소는 높아져야 함에도 시간이 지날수록 반대로 계속해서 낮아졌다. 심지어 고시 공부가 막바지에 이르러 자정 넘어서 새벽 2~3시에 잘 때가 많았음에도 당화혈색소는 계속해서 수치를 갱신하며 낮아졌다. 치료 효과가 좋으니 정말이지 뿌듯했는데, 한편으로는 안 좋은 조건 속에서도 치료 효과가 빠른 이유가 궁금했다. 결국 내린 결론은 전○○ 님의 한약에 대한 확신과 한의원에 대한 믿음 때문이라는 것이었다.

2주마다 전○○ 님을 진료하는데, 다른 당뇨인과 차이가 있다. 다른 당뇨인의 경우 2주간의 생활습관 관리에 대해 쭉 묻고 당뇨 관련 증상이 얼마나 호전됐는지를 파악하는 데 시간을 더 많이 할애하는 편인데, 전OO 님은 진료하는 동안 "한약 믿고, 한의원 믿고 또 열심히 하겠습니다."라는 말씀을 많이 하신다. 마치 스스로에게 주문을 걸듯이.

이러한 믿음과 확신이 치유 기간을 단축시켰다고 본다. 가장 최근의 당화혈색소는 6.8%였으며, C-펩타이드는 1.81ng/dL로 정상범위에 진입했다. 1.5형 당뇨였는데 2형 당뇨로 바뀌었다며 주치의도 굉장히 놀라워했다는 말과 함께 무척 뿌듯해했다. 거품뇨가 없어지면서 소변도 맑아졌다. 예전에는 간혹 수면제를 먹었는데 이제는 수면제 없이도 잘 자고, 수면의 양과 질이 좋아져 몸도 개운해졌다.

인슐린을 투여하는 경우 당화혈색소 6.8% 정도면 혈당 관리가 잘되는 편이라 할 수 있다. 이쯤에서 한약 치료를 멈춘다 해도, 그동안 잡지 못했던 당화혈색소도 잡고 인슐린 분비 기능도 회복했으니 어느 정도 만족할 법한데, 전OO 님은 당뇨를 완치까지 해보겠다면서 도전장을 내밀었다. 그동안 한약과 한의원에 대한 강한 믿음과 확신으로 지속적으로 잘 따라와 주었기에 지금처럼만 한다면 당뇨 완치도 문제없어 보인다. 전OO 님이 당뇨 완치를 위해 조금만 더 힘을 내주시길 바란다.

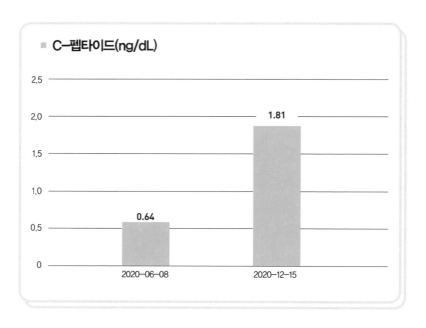

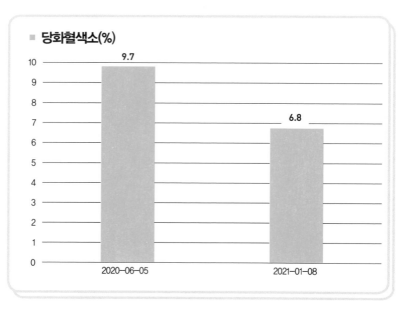

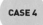

CASE 4

마른 당뇨라서 치료하는 동안 살이 쪘는데도 당뇨와 당뇨발저림이 완치됐어요

신○○(남, 63세) | 경상남도 진주시 거주 | 당뇨약 복용 4개월 차에 내원함

치료 후의
변화

1. 당화혈색소 5.7%로 당뇨 거의 완치

2. 당뇨약 단약(1알 → 단약)

3. 당뇨발저림 완치

4. 음식량 늘리고 운동량 줄여 체지방 증가

치료
이야기

《당뇨, 이제 치료합시다!》 책을 들고 내원해 사인을 요청하던 신○○ 님과의 첫 만남이 아직도 생생하다. 익숙지 않은 자세로 매우 수줍게 사인을 해드렸던 기억이 난다.

전형적인 마른 당뇨로 굉장히 자제력이 강하고 관리에도 철저하던 분이다. 하지만 체질적으로 소음인이고 음식, 운동 관리보다는 수면, 스트레스 관리가 더 중요하기에 기존 생활습관을 바꿔나가며 치료를 진행했다.

당뇨 걱정에 이미 음식량을 많이 줄인 상태였기에 음식은 필요한 만큼 넉넉하게 섭취하도록 했다. 매번 식사를 마치면 하던 운동은 중지할 것을 권했다. 지금은 60대 중반이라 음식량을 줄이고 매 끼니마다 운동을 해도 버틸 수 있지만, 시간이 지나면서 체력이 떨어지면 이러한 방식의 당뇨 관리가 불가능해진다. 태어나서 처음 듣는 기이한 티칭에 머리를 갸우뚱하면서도 책 한 권 믿고 진주에서 서울까지 상경한 마당에 본원 티칭에 따르기로 했다.

신○○ 님은 먹고 있던 당뇨약 1알마저 떼고 당뇨를 완치하고자 했고, 약 2주 전부터 시작된 당뇨발저림도 치료하고자 했다. 처음 내원하여 상담하던 도중 물을 마시러 두 차례 나갔는데, 그만큼 당뇨로 인한 갈증이 심한 상태였다. 이명이 있었고, 정확한 기전은 알 수 없으나 이상하게 당뇨 이후로 목이 쉰다고 했다. 말을 많이 해야 하는 직업인데 참 곤란하다고도 했다.

한약 치료를 시작하고 2주 후, 당뇨발저림이 호전 반응을 보이기 시작했다. 당뇨발저림으로 인한 불편한 증상이 40%나 줄었고, 갈증도 20% 정도 줄었다. 한약 치료 전에는 매우 불안하고 초조했는데 지금은 마음이 많이 편안해졌다. 당뇨는 음식과 운동도 중요하지만 수면과 스트레스 관리가 무엇보다 필수적이다. 마음이 편안해지니 남은 당뇨 치료도 순조로웠다.

그러던 중 다니던 내과에서 혈당이 많이 낮아졌다며 단약을 권했고, 드디어 복용하던 당뇨약을 중단했다. 당뇨약은 혈당을 낮추는 기전에 작용하기에 복용하면 당연히 혈당이 낮아지지만 중단하면 다시 혈당이 높아진다. 이에 단약 초반에는 혈당이 높아져 많이 불안하다 며 연락을 해왔는데 치료 과정이니 걱정 마시라고 말씀드렸다.

당뇨인이라면 누구나 단약을 꿈꾸지만, 단약을 하면 혈당이 높아 지기에 매우 불안해한다. 그러나 혈당도 결국은 나의 오장육부와 컨 디션의 상태를 보여주는 지표일 뿐이라서 오장육부 기능과 컨디션이 좋아지면 언젠간 혈당도 잡힌다. 신○○ 님의 경우 처음 내원 시 호소 했던 당뇨발저림을 비롯해 모든 증상이 호전되고 있었기에 걱정하지 말고 혈당 체크 횟수를 줄이라고 말씀드렸다. 당뇨 완치를 꿈꾸는 사 람이 혈당을 자꾸 재게 되면 혈당의 노예가 되고 당뇨에서 벗어나지 못하기 때문이다. 일반인이 혈당을 걱정하면서 음식 먹을 때마다 재 지 않는 것처럼 당뇨 완치를 향해 달려가는 이들 또한 혈당을 덜 재 고, 대신 내 몸의 컨디션과 증상의 변화에 집중해야 한다.

신○○ 님은 티칭에 잘 따라주어 음식 섭취량을 늘렸다. 예전에는 허기가 질 정도로 적게 먹어서 힘이 들었는데, 이제는 허기지지 않게 먹는다. 잠도 자정 무렵에 잤는데, 밤 10시 30분이면 자려고 노력한 다. 한약 치료 후 수면의 질도 좋아졌다. 끼니마다 운동하던 습관을 버리고, 하루에 유산소운동 30분, 근력운동 30분 정도만 한다. 음식과 운동 관리를 편안하게 하니 당뇨를 대하는 마음도 평안해졌다.

한약 치료 결과 이제 당뇨발저림은 평상시에는 느껴지지 않고, 발에 손을 댔을 때만 불편하다. 이명과 갈증, 목소리 쉰 증상도 거의 없어졌다. 한 가지 특이한 것은 소음인 체질상 소화 기능이 약할 수밖에 없는데, 식후혈당이 1시간 30분 만에 최고점을 찍고 2시간 30분이 돼서야 140mg/dL 미만으로 낮아진다는 점이다. (보통 식후 1시간 만에 혈당이 최고점을 찍고 식후 2시간이 되면 140mg/dL 미만으로 낮아지는 게 정상이다. 신OO 님의 경우 30분 정도 지연되는 것으로, 이는 소화 기능 저하로 인한 현상이라고 볼 수 있다.)

이에 소화 기능 향상에 좋은 식초를 물에 타 먹을 것을 권했고, 식초 물을 섭취한 후 최고점이 조금 앞당겨졌다. 신OO 님의 경우는 소화가 남들보다 천천히 되는 편이었고 식후혈당의 최고점이 약간 뒤로 가 있었다. 이 때문에 가이드라인대로 식후 2시간이 됐을 때 혈당을 재면 140mg/dL 이상이 나올 수 있는 것이다. 이럴 때에는 단순히 식후혈당 2시간 수치가 높다, 라고 단정하기보다는 소화 기능이 저하된 상태여서 그러함을 재해석해줄 필요가 있다. 다만 소화 기능을 끌어올려 이러한 편차를 줄여나가는 것이 필요하다. 신OO 님의 경우에도 식초 물 덕에 소화 기능이 조금씩 회복됐고, 식후혈당 최고점이 조금씩 앞당겨졌다.

매번 상경해 본원을 찾을 때마다 호두과자를 사오시던 신OO 님의 따뜻한 마음이 잊히지 않는다. 항상 큰 목소리로 잘 지낸다고 말씀하시던 신OO 님, 당뇨약 끊고 당화혈색소 5.7% 나와서 완치에 가까워진 만큼 음식과 운동을 편안하게 관리하며 무엇보다 밤 11시 전에 잠자리에 든다면, 그리고 불안해하지 않는 평안한 마음으로 살아간다면 앞으로 당뇨와는 다시 인연이 없을 거라 믿어 의심치 않는다.

체성분 분석

① 본원 치료 전(2020. 5. 1.)

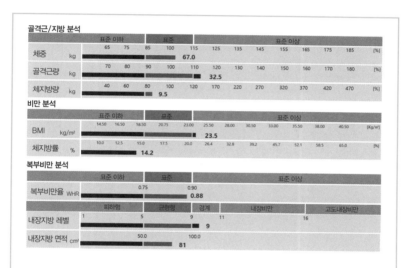

얼핏 보면 이상한 점이 없지만 자세히 들여다보면 체지방률이 14.2%이다. 남성의 경우 적정 체지방률이 15~20%이기에 14.2%이면 낮은 편이며, 63세의 나이에 체지방률을 14.2%로 유지하기 위해서는 엄청난 운동을 소화해야만 한다. 신○○ 님은 체지방률 14.2%에 근육량은 표준 이상, 체지방량은 표준 범위보다 줄어든 상태에서 내원했다.

② 본원 치료 후(2020. 11. 20.)

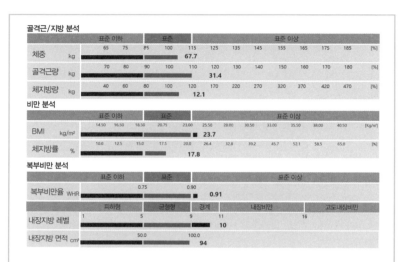

골격근/지방 분석

		표준 이하	표준	표준 이상									
체중 kg	65	75	85	100	115	125	135	145	155	165	175	185	[%]
				67.7									
골격근량 kg	70	80	90	100	110	120	130	140	150	160	170	180	[%]
						31.4							
체지방량 kg	40	60	80	100	120	170	220	270	320	370	420	470	[%]
					12.1								

비만 분석

		표준 이하	표준	표준 이상							
BMI kg/m²	14.50	16.50	18.50	20.75	23.00	25.50	28.00	30.50	33.00	35.50	38.00	40.50	[Kg/m²]
					23.7							
체지방률 %	10.0	12.5	15.0	17.5	20.0	26.4	32.8	39.2	45.7	52.1	58.5	65.0	[%]
					17.8							

복부비만 분석

	표준 이하	표준	표준 이상
복부비만율 WHR		0.75	0.90	**0.91**

	피하형	균형형	경계	내장비만	고도내장비만
내장지방 레벨	1	5	9	11	16
				10	
내장지방 면적 cm²		50.0	100.0		
				94	

늘 그랬듯 지속할 수 있는 생활습관을 주문했다. 음식량을 늘리고 운동량은 줄이는 것. 그 결과 체지방률이 17.8%가 되어 표준 범위로 높아졌고, 근육량은 줄었고, 체지방량과 내장지방은 늘었다. 중요한 건 그럼에도 당뇨는 거의 완치됐다는 사실이다.

당봄한의원 (구 아리랑) 당뇨 치료 중간후기

*인적사항
1) 이름 신OO   2) 성별/나이 남. 63   3) 치료 시작일과 기간 2020.5.1 ~6개월

1. 당봄한의원 (구 아리랑)에서 당뇨 치료를 시작한 이유는 무엇인가요?

인터넷 검색으로 하였음. 당뇨약을 끊기 위하였음.

2. 처음 내원 당시에 어떠한 상태였나요?

발저림. 당화혈색소 공복 6.2

3. 어떠한 점이 개선되고 좋아졌나요?

발저림이 거의 사라졌고
당뇨약을 끊고 한약으로도 상화 혈색이 5.6으로 유지됨.

4. 다른 분들에게 추천하고 싶다면 그 이유는 무엇인가요?

한약치료에 대한 의문을 가져라.
"당뇨 이제 치료 갑시다" 저자 이레인 원장님의 도서를 꼭 구입하여
정독 하시기 바랍니다

본인은 위의 직접 작성한 치료 후기 내용이 책, 논문, TV, 라디오, 홈페이지나 블로그 등
온라인 채널 등의 각종 매체를 통해 공개되는 것에 동의하십니까?
※동의를 거부 할 수 있으며 그에 대한 불이익은 없습니다.

☑ 동의합니다   ☐ 미동의합니다

20 20 년 9 월 6 일
작성자 : 신OO   (인)

당봄한의원
DangBom Korean Medicine Clinic

CASE 5

체중은 늘리고 혈당은 낮추고, 상반된 치료를 동시에

한OO(남, 47세) | 충청남도 아산시 거주 | 당뇨약 복용 6년 차에 내원함

치료 후의
변화

1. 당화혈색소 감소(12.8% → 8.5%)

2. 체중 증가(급격하게 빠진 20kg 중 7kg 회복)

3. 야간뇨 감소(5회 → 1회)

4. 수면 질 개선

치료
이야기

당뇨 진단 6년 차로, 당뇨약만 먹으면 된다고 생각했고 생활습관 관리에는 소홀했다. 잘못된 생활습관이 축적되다 보니 나중에는 당뇨약을 먹어도 혈당이 잡히지 않았고, 당화혈색소는 12.8%까지 치솟았다. 고혈당으로 인해 요당이 나왔고, 전형적인 당뇨 증상인 다음, 다뇨, 다식이 모두 나타났다. 다부진 체격이었는데 갑자기 살이 빠지고, 근육이 줄고, 체중이 75kg에서 약 20kg이나 빠져 마른 체형이 됐다.

체성분 분석

① 본원 치료 전(2020. 3. 14.)

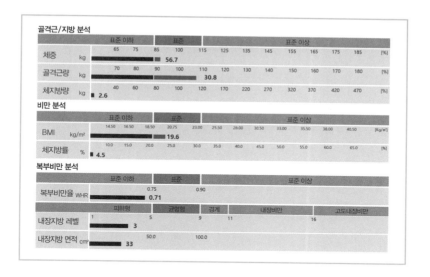

골격근/지방 분석

		표준 이하		표준		표준 이상								
체중	kg	65	75	85 ■ 56.7	100	115	125	135	145	155	165	175	185	[%]
골격근량	kg	70	80	90	100	110 ■ 30.8	120	130	140	150	160	170	180	[%]
체지방량	kg	■ 2.6 40	60	80	100	120	170	220	270	320	370	420	470	[%]

비만 분석

		표준 이하		표준		표준 이상						
BMI	kg/m²	14.50	16.50	18.50 ■ 19.6	20.75	23.00	25.50	28.00	30.50	33.00	35.50	38.00	40.50	[Kg/m²]
체지방률	%	■ 4.5 10.0	15.0	20.0	25.0	30.0	35.0	40.0	45.0	50.0	55.0	60.0	65.0	[%]

복부비만 분석

		표준 이하	표준	표준 이상		
복부비만율	WHR	■ 0.75 ■ 0.71	0.90			
내장지방 레벨		피하형 1 ■ 3	균형형 5	경계 9 11	내장비만	고도내장비만 16
내장지방 면적	cm²	■ 33	50.0	100.0		

주변의 걱정과 간섭은 오히려 스트레스로 다가왔다. 체중이 비정상적으로 빠지다 보니 체력도 바닥났다. 당화혈색소가 12.8%라 음식 관리를 해야 할 것 같은데 동시에 체중은 늘려야 하는 상황. 기존 상식으로는 해결이 안 될 것 같았고, 새로운 방법이 필요했다. 그러던 중 유튜브에서 〈당뇨스쿨〉을 시청하게 됐고, 본원을 찾았다. 내원 당시 요당은 4+, 케톤은 1+ 상태였다. 고혈당 상태에 케톤까지 나오고 있으니 한약 치료가 시급했다. 무너진 생활습관도 바로잡아야 했다. 불규칙한 식사, 잦은 과식과 음주, 대중없는 수면 습관 등. 하나씩 잡기로 했다.

한○○ 님은 6개월 동안 한약 치료를 하면서 동시에 생활습관을 전반적으로 교정했다. 규칙적으로 식사하고, 밀가루 음식을 멀리하며,

매일 1.5갑씩 피우던 담배를 반 갑으로 줄였다. 그리고 되도록 취침 시간을 일정하게 하려고 노력했다.

하루 2.5L 이상 마시던 커피도 절반으로 줄였다. 시럽이나 설탕이 들어가지 않은 아메리카노가 당뇨에 좋다는 연구 결과가 있으나, 연구에서 좋다고 하는 양은 하루 1~2잔 정도에 불과하다. 한○○ 님처럼 하루 2.5L 이상 마시는 것은 해당하지 않는다. 과도한 카페인은 수면을 방해하기 때문에 수면을 취하지 못하거나 야간뇨가 잦은 경우 커피 섭취를 줄이는 게 좋다.

한약 치료를 시작하고 2주 만에 입마름이 없어졌고, 치료를 진행하는 동안 야간뇨는 5회에서 1회로 줄었으며, 덕분에 수면의 질도 좋아졌다. 그렇게 원하던 체중도 서서히 증가했으며, 나중에는 급격하게 빠진 20kg 중 7kg을 회복했다. 가장 중요한 지표인 당화혈색소도 12.8%에서 8.5%로 감소했다. 체중이 증가했음에도 당화혈색소가 감소했는데, 한약 치료와 생활습관 개선이 함께 만들어낸 결과였다. 당뇨가 심해 체중이 급격하게 빠졌던 상황에서 한약 치료를 하면서 혈당은 낮추고 체중은 조금씩 회복했던 한○○ 님, 건강한 생활습관을 유지하며 앞으로도 슬기롭게 당뇨를 관리하시길 바란다.

② 본원 치료 후(2020. 7. 25.)

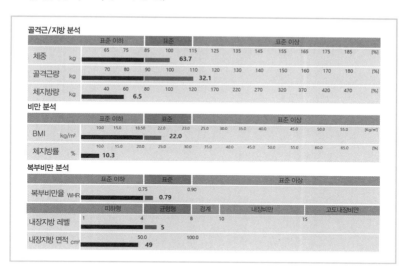

골격근/지방 분석

		표준 이하	표준	표준 이상	
체중 kg		65 75 85 100 115	63.7	125 135 145 155 165 175 185	[%]
골격근량 kg		70 80 90 100 110	120 130	32.1 140 150 160 170 180	[%]
체지방량 kg		40 60 80	6.5 100 120	170 220 270 320 370 420 470	[%]

비만 분석

		표준 이하	표준	표준 이상	
BMI kg/m²		10.0 15.0 18.50	22.0 23.0	25.0 30.0 35.0 40.0 45.0 50.0 55.0	[Kg/m²]
체지방률 %		10.0 15.0 20.0	10.3 25.0 30.0	35.0 40.0 45.0 50.0 55.0 60.0 65.0	[%]

복부비만 분석

		표준 이하	표준	표준 이상	
복부비만율 WHR			0.75 0.79 0.90		
		피하형	균형형	경계	내장비만	고도내장비만
내장지방 레벨	1	4 5	8	10	15
내장지방 면적 cm²		50.0 49	100.0		

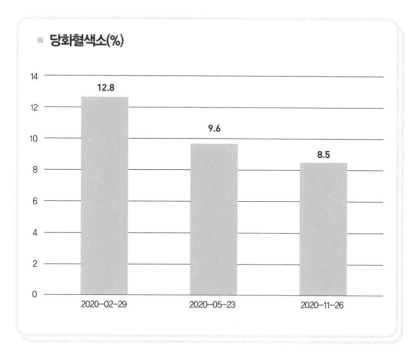

■ 당화혈색소(%)

Part 5. 한약 치료를 통해 희망을 찾은 마른 당뇨인들

CASE 6

정OO(여, 61세) | 서울특별시 동대문구 거주 | 당뇨약 복용 안 함

치료 후의
변화

1. 당뇨 완치: 당화혈색소 감소(6.7% → 5.5%)

2. 피부 가려움증 소실

치료
이야기

1년 전에 당뇨전단계 진단을 받았다. 갑상샘호르몬제는 복용했지만 당뇨약만큼은 먹고 싶지 않아서 약 처방을 받지 않았다. 대신 음식, 운동 관리를 했다. 피부 문제는 당뇨 진단을 받기 훨씬 전부터 있었다. 5년 전부터 피부가 가려웠고, 긁으면 자꾸 두드러기가 올라오면서 더 퍼졌다. 그러다 3~4년 전 갱년기가 오면서 수면 문제도 발생했다.

여성의 경우에는 혈액순환이 원활하지 않고 스트레스를 받으면 갑상샘, 유방, 자궁에 문제가 생기는 편이고 남성의 경우에는 심혈관질환 문제가 잘 발생한다고 보는데, 정○○ 님의 경우 자궁 혹이 커서 제거했고 갑상샘암 진단을 받아 갑상샘을 절제하기도 했다. 평소 혈액순환 문제와 과도한 스트레스가 있는 분이라는 걸 알 수 있었다.

내원 당시 당화혈색소는 6.0%로 1년 전 당뇨 진단 때와 똑같은 당

뇨전단계였다. 숙면이 힘들고 스트레스 조절이 어려운 상태라 음식, 운동 관리보다는 수면, 스트레스 관리에 힘쓸 것을 당부했다.

한약 치료를 시작하고 1개월 후, 수면이 잡히기 시작했다. 잠드는 데에 2~3시간 걸리던 것이 30분으로 확 짧아졌다. 한약이 정○○ 님에게 잘 맞고, 남은 치료도 잘될 거라는 확신이 들었다. 한약 치료 2개월이 됐을 즈음에 피부 문제가 많이 좋아졌고, 70%가 완화되어 30%만 남은 상태이다. 5년 전에 시작된 피부 문제로 타 한의원에서 한약과 피부 드레싱 치료를 받고 있었는데 신기하게 본원에서 당뇨 치료를 하면서 더 많이 좋아졌다며 기뻐했다.

한약 치료 3개월 후, 피부 문제는 거의 잡혔고, 잠드는 데에 걸리는 시간이 훨씬 짧아지고 깊은 잠을 자게 되어 수면의 질과 양도 좋아졌으며, 야간뇨도 2회에서 1회로 줄었다. 피부는 증상 문제이니 반응이 빨랐고, 나머지 컨디션도 호전 반응을 보인 것이다. 다만 당화혈색소는 정상범위까지 낮아지지 않은 채 치료를 종결했다.

그로부터 2년 뒤, 당뇨 완치를 위해 다시 한 번 용기를 내어 내원했다. 당뇨약을 먹지 않은 상태의 당화혈색소는 6.7%. 한약 치료와 생활습관 관리를 통해 당화혈색소가 5.5%까지 낮아졌다. 피부 문제에 이어 당뇨까지 완치한 것. 2년 전과 다른 점이라면 스트레스 관리에 집중하고 있다는 점이다. 매일 108배 절 운동을 하고 틈이 날 때마다 명상도 한다. 스트레스 관리가 마른 당뇨인에게 중요하다는 것을 보여주는 소중한 사례이다.

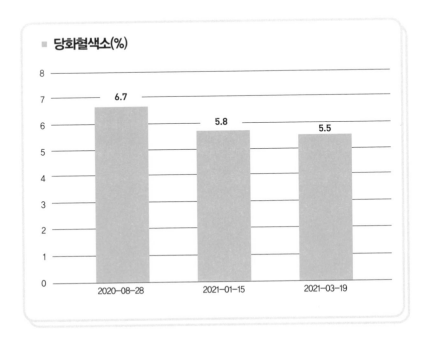

신장이식 이후에도 신장 기능은 저하될 수 있어요

맹OO(남, 57세) | 서울특별시 구로구 거주 | 당뇨약 복용 19년 차에 내원함

치료 후의
변화

1. 당화혈색소 감소(9.1% → 7.6%)

2. 인슐린 투여량 줄임(15단위 → 6단위)

3. 크레아티닌 감소(4.4mg/dL → 3.94mg/dL)

4. 발 부종과 양말 자국 20% 완화

5. 거품뇨 완화

6. 수면 질 개선

치료
이야기

32세에 투석을 시작했다는 맹○○ 님은 투석 3~4년 만에 신장이식을 받았다. 신장이식을 받으면 평생 면역억제제를 복용해야 하는데 면역억제제는 스테로이드제라서 혈당을 높인다. 신장이식을 받고 나니 혈당이 높아졌고, 이에 당뇨약을 복용하고, 나중에는 인슐린도 투여하기 시작했다.

신장이식을 30대에 받았으니 너무 이른 나이에 찾아온 건강 적신호였다. 생활습관 관리를 잘하려고 했으나 완벽할 수는 없었고, 그래서인지 신장 기능이 또 서서히 나빠졌다. 결국 크레아티닌 수치가 4.4mg/dL까지 높아졌다. 보통 1.2mg/dL까지 정상이니 4.4mg/dL라면 굉장히 높아진 것. 게다가 인슐린 주사를 맞아도 혈당이 잡히지 않았고, 결국 당화혈색소가 9.1%까지 높아졌다. 면역억제제에 고혈압약, 고지혈증약, 혈전생성억제제 등 여러 가지 약을 먹다 보니 먹는 약 종류만 13가지였다. 더 이상 늘릴 약은 없겠다 싶어 한방 치료를 받아야겠다고 다짐했고, 본원을 찾았다.

거짓 선동으로 인해 혹은 몇몇 잘못된 사례로 인해 한약이 간과 신장에 무리가 된다는 잘못된 정보가 돌아다니지만 사실 그렇지 않다. 간과 신장에 좋은 한약재가 많고, 이들을 잘 활용하면 간질환과 신장질환을 극복할 수 있다. 맹○○ 님의 경우 신장이식을 했음에도 크레아티닌이 높아 신장 기능이 많이 저하된 상태였지만 한약 치료가 신장 기능 회복에 큰 도움이 될 것임을 알기에 걱정 없이 처방했다.

한약 치료는 6개월간 이어졌고, 치료를 할수록 몸 전반이 좋아졌다. 수면이 깊어지고, 새벽에 다리에 쥐나는 게 없어지고, 거품뇨가 줄고, 실제 단백뇨도 줄었다. 혈당이 잡히니 저혈당 증상이 생겨 주치의와 상의해 아침 인슐린 투여량을 줄였다. 인슐린 투여량을 줄였으니 혈당이 오를 법도 한데 당화혈색소는 검사할 때마다 조금씩 감소했다. 한약을 통해 오장육부와 체질을 개선해주니, 즉 내 몸 상태가 좋아지니 나쁜 증상들이 사라지고 혈당은 안정화된 것이다.

인슐린 총투여량을 15단위에서 6단위로 줄였음에도 당화혈색소는 9.1%에서 7.6%으로 낮아졌다. 신장 기능을 보여주는 크레아티닌 수치도 4.4mg/dL에서 3.94mg/dL로 낮아졌으며, 신장 기능이 좋아졌으니 당연히 발 부종과 양말 자국이 20% 감소했고, 거품뇨도 줄었다. 더불어 수면의 질도 좋아졌다. 물론 복용하는 약의 종류가 13가지 이상이고 신장 기능도 워낙 저하된 상태라 생활습관이 조금이라도 무너지면, 일이 많아지면 컨디션이 일시적으로 나빠졌다. 그럼에도 늘 담담하게 치료를 이어나가던 맹○○ 님, 면역억제제를 먹으면 혈당이 높아짐에도 한약 치료를 하면서 당화혈색소를 극복했고, 신장이식을 했을 정도로 신장 기능이 많이 떨어져 있었음에도 한약 치료를 통해서 신장 기능을 조금은 회복했다. 중요한 건 신장 기능은 한번 망가지면 절대로 회복되지 않는다고 생각했는데 맹○○ 님 스스로 이러한 생각을 바꾸게 된 점이었다. 우리 몸에는 누구에게나 스스로 치유하려는 힘이 있다. 당뇨도 완치가 가능하다고 단언하는 건 이 치유의 힘을 믿기 때문이다. 50대 줄을 달리고 있는 맹○○ 님, 아쉽게도 한약 치료는 종결했지만 건강한 생활 관리로 남은 인생을 당뇨와 신장질환 고민 없이 살아가시길 바란다.

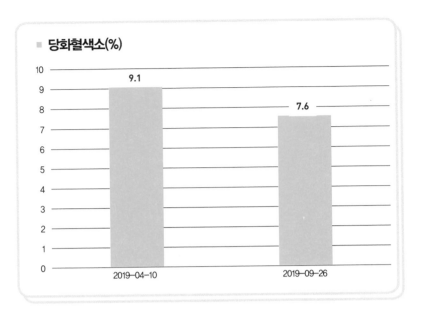

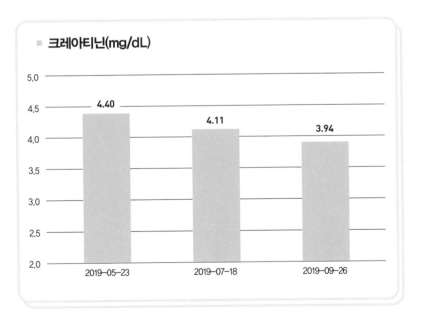

부록

치료 사례로 본 비만 당뇨

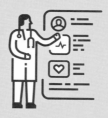

비만 당뇨 치료는 어떨까요?
비만 당뇨 치료는 음식, 운동 관리가 기본적으로 필요합니다. 그러나 음식, 운동 관리를 통해 정상체중을 만든다고 해서 당뇨와 당뇨합병증이 100% 완치되는 것은 아닙니다. 수면, 스트레스 관리도 병행해야 하는 것이죠. 물론 한의학적으로 체질과 오장육부 문제도 개선해야 하고요. 본원에서 진료하고 치료했던 비만 당뇨인 사례를 소개합니다.

당봄한의원에서는 모든 당뇨인을 체형에 따라 나눈다. 비만 당뇨, 즉 비당(肥糖)이라면 장부의 열을 꺼주는 '청열(淸熱)' 요법으로, 마른 당뇨, 즉 소당(消糖)이라면 기의 울결을 풀어주는 '해울(解鬱)' 요법으로 한약과 침 치료를 하고 있다.

CASE 1

꾸준한 노력과 한약 치료로 당뇨를 완치했어요
박OO(남, 49세) | 서울특별시 마포구 거주 | 당뇨약 복용 안 함

치료 후의 변화

1. 당뇨 완치: 당화혈색소 감소(7.8% → 5.3%)

치료 이야기
　　　내원 당시 당화혈색소 7.8%에 아직 당뇨약을 먹고 있지 않았다. 체성분 분석 결과 경도비만이었고, 내장지방 레벨은 12였다. 잠은 보통 자정 넘어서 잤고, 직장 일과 박사 논문 작성을 병행하느라 스트레스도 많고, 수면도 좋지 않았다.

　보통 태음인은 소음인에 비해 비만해지기 쉽고 먹는 걸 좋아하며 소화가 잘되는 편이라 과식을 자주 하는데, 박○○ 님은 이러한 태음인으로 감별됐고, 평소 음식 관리에 소홀하던 터라 경도비만에 속해 음식과 운동 모두 관리가 필요했다. 늦게 자던 습관도 바꿔야 했다.

　한약 치료를 하면서 깨달은 것은 태음인의 경우 땀 빼는 운동이나 사우나를 하면 호전 속도가 더 빠르다는 점이다. 특히 당뇨발저림이 심한 태음인 체질 당뇨인의 경우 땀 빼는 운동을 했을 때 증상이 완화되는 경험을 하게 된다. 태음인은 한의학적으로 흡취지기吸聚之氣가 강하고 상대적으로 호산지기呼散之氣가 약한 편이라 호산지기, 즉 에너지를 뿜어내는 방향으로 써주면 몸이 더 상쾌해지고 컨디션이 좋아지는

데 이를 위한 대표적인 방법이 바로 땀이 날 정도로 운동하는 것이다. 물론 땀 빼는 운동을 통해 체중이 감량되는 효과도 있겠지만 태음인 체질상 호산지기 상황을 만들어주면 무엇보다 건강 관리에 좋다.

박○○ 님 또한 태음인이면서 비만한 체형이라 땀 빼는 운동을 권했고, 논문 작성과 직장 일을 병행하느라 피곤하고 바쁜 생활 속에서도 조금씩 운동을 하기 위해 노력했다. 특히 수면에 신경을 많이 썼는데 자정 넘어서 자던 습관을 버리고 11시 전에는 웬만하면 취침했다.

예전에 피부 문제로 심하게 고생할 때 한약 치료로 말끔히 나았던 경험이 있는 박○○ 님은 당뇨 또한 한약 치료로 완치할 거라는 강한 믿음을 갖고 있었고, 그래서인지 서두르지 않았다. 대신 일찍 취침하고자 했고, 비만에서 조금씩 벗어나려고 노력했다. 그 결과 체성분 분석상 경도비만에 속했는데 치료 마무리 즈음에는 표준 체형이 됐고 BMI도 $25kg/m^2$에서 $22.7kg/m^2$로 정상화됐다. 당화혈색소도 처음 7.8%에서 5.3%로 감소해 당뇨 완치에 이르렀다. 오랫동안 늦게 자던 습관으로 밤 11시만 지나면 눈이 말똥말똥해지고 집중이 더 잘된다던 박○○ 님, 당뇨 치료를 위해 논문 작성도 미뤄서 이제 다시 논문을 써야 하는데 수면만큼은 11시 전 취침을 고수하길 권한다. 체중 감량도 성공하고 당뇨도 완치했으니 박사 논문쯤이야 쉽게 통과할 수 있을 거라 믿는다.

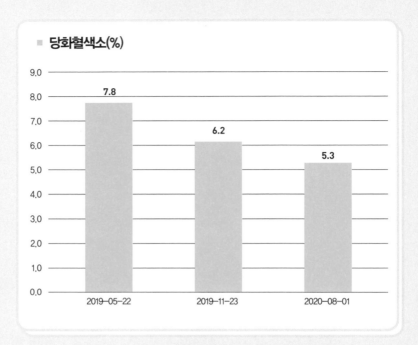

■ 당화혈색소(%)

	2019-05-22	2019-11-23	2020-08-01
	7.8	6.2	5.3

체성분 분석

① 본원 치료 전(2019. 10. 16.)

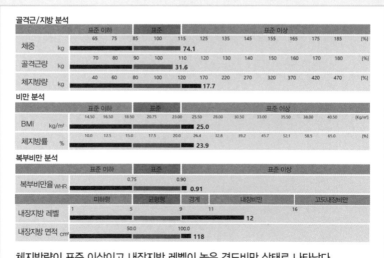

체지방량이 표준 이상이고 내장지방 레벨이 높은 경도비만 상태로 나타났다.

② 본원 치료 후(2020. 8. 1.)

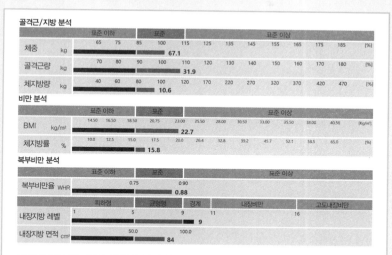

골격근/지방 분석

		표준 이하		표준				표준 이상					
체중 kg		65	75	85	100 **67.1**	115	125	135	145	155	165	175	185 [%]
골격근량 kg		70	80	90	100	110 **31.9**	120	130	140	150	160	170	180 [%]
체지방량 kg		40	60	80	100 **10.6**	120	170	220	270	320	370	420	470 [%]

비만 분석

		표준 이하		표준				표준 이상					
BMI kg/m²		14.50	16.50	18.50	20.75	23.00 **22.7**	25.50	28.00	30.50	33.00	35.50	38.00	40.50 [kg/m²]
체지방률 %		10.0	12.5	15.0 **15.8**	17.5	20.0	26.4	32.8	39.2	45.7	52.1	58.5	65.0 [%]

복부비만 분석

		표준 이하		표준			표준 이상		
복부비만율 WHR				0.75	0.90 **0.88**				

	피하형	균형형	경계	내장비만	고도내장비만
내장지방 레벨	1	5	9 **9**	11	16
내장지방 면적 cm²		50.0	100.0 **84**		

음식과 운동 관리로 근육량은 유지하고 체지방량과 내장지방을 줄였다. 표준 체형 범위에 들어왔고, 내장지방만 약간 많은 상태가 됐다. 이 경우 체중이 줄어든 만큼 혈당 조절에 도움이 된다.

당봄한의원 (구 아리랑) 당뇨 치료 중간후기

*인적사항
1) 이름 박○○   2) 성별/나이 남·49   3) 치료 시작일과 기간 2019년5월 22일

1. 당봄한의원 (구 아리랑)에서 당뇨 치료를 시작한 이유는 무엇인가요?

당뇨 진단을 병원에서 받아서 치료 방법을 찾다가
한방으로 치료가능 하다는 사람에 말에 시작 했습니다.

2. 처음 내원 당시에 어떠한 상태였나요?

당화 현색소 7.8%
공복 현당이 170 mg/dl 이 였습니다.
많이도 았었습니다. 안타운, 피로감 많음. 수면이 분거리 했습니다.

3. 어떠한 점이 개선되고 좋아졌나요?

전반적으로 체징이 개선 했고. 상세 하게는 시색한 눈의이
바뀌었습니다. 몸 컨디션도 좋아 졌다고 느끼고 있습니다.

4. 다른 분들에게 추천하고 싶다면 그 이유는 무엇인가요?

평소 약물 의조에 신경 쓰고 있었는데, 한의학적 식사
격려하라 왔던 부분에 자유로와서 좋다고 생각 합니다

본인은 위의 직접 작성한 치료 후기 내용이 책, 논문, TV, 라디오, 홈페이지나 블로그 등
온라인 채널 등의 각종 매체를 통해 공개되는 것에 동의하십니까?
※동의를 거부 할 수 있으며 그에 대한 불이익은 없습니다.

☑동의합니다   □ 미동의합니다

20 20 년 2 월 22 일
작성자 : 박 ○○ (인)

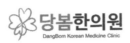 당봄한의원
DangBom Korean Medicine Clinic

CASE 2

갑상샘저하증 약과 당뇨약 모두 뗐어요

심○○(남, 54세) | 전라남도 나주시 거주 | 당뇨약 복용 5년 차에 내원함

치료 후의
변화

1. 당뇨 완치: 당화혈색소 감소(6.2% → 5.4%)

2. 당뇨약 단약(1알 → 단약)

3. 갑상샘저하증 약('씬지로이드') 단약(1알 → 단약)

치료
이야기

7년 전 갑상샘저하증이 왔고, 그때부터 '씬지로이드'를 복용했다. 그 후 2~3년 지나자 당뇨까지 진단받았다. 갑상샘저하증은 보통 여성에게 잘 오는 질환인데 여러 가지 원인이 있겠지만 스트레스가 대표적이다. 심○○ 님은 살이 쪘고, 항상 피곤하며, 다리가 잘 부었다. 이것은 당뇨가 아닌 갑상샘저하증으로 인한 증상이었는데 문제는 이를 위해 갑상샘저하증 약을 복용함에도 증상이 지속된다는 점이었다. 게다가 갑상샘저하증 약이 혈당을 올릴 수도 있기에 첫 진료부터 한약 치료가 오래 걸릴 수 있음을 설명했다.

심○○ 님은 체성분 분석상 중증고도비만으로 나왔는데, BMI가 31.9kg/m^2였고 내장지방 레벨도 17이라 비만 정도가 심했다. 원래도 살찌기 쉬운 태음인에게 갑상샘저하증까지 더해져 몸이 더 붓고 살이 더 찐 것이다. 한약 치료를 하면 어느 정도 혈당이 잡혀야 하는데, 중간중간에 허리 통증으로 인해 스테로이드 주사를 맞으면 다시 혈당이

높아지고 생활습관 관리도 제대로 되지 않아 도무지 혈당이 잡힐 기색이 보이지 않았다. 결단을 내려야 했다. 갑상샘저하증 약이 혈당을 올리는 경향이 있어 당뇨 치료가 지지부진할 수 있으니 당뇨 치료를 하려면 갑상샘저하증까지 완벽하게 같이 치료해야겠다고 생각했다.

심○○ 님은 스스로 판단하에 당뇨약과 갑상샘저하증 약을 모두 단약했고, 그때부터 당뇨와 갑상샘저하증 두 질환과의 힘겨운 싸움이 시작됐다. 갑상샘저하증 약을 끊으면 갑상샘 관련 호르몬이 부족해져 몸이 더 피곤해지고 컨디션이 저하될 수 있는데, 이러한 모든 증상을 감안하고 단약한 것이다.

아니나 다를까, 당뇨약과 갑상샘저하증 약을 처음 단약했을 때에는 업무 시간에 쏟아지는 잠을 참지 못했는데 이 때문에 심○○ 님은 갑상샘 기능이 더 나빠졌을까 봐 걱정했다. 그러나 다행히 시간이 지날수록 몸이 조금씩 회복됐고, 체중이 2kg이나 줄었다. 갑상샘호르몬은 우리 몸에서 각종 대사에 관여하기 때문에 갑상샘저하증이 있으면 대사기능이 떨어져 살이 잘 빠지지 않는데 이러한 상황에서 살이 빠졌다는 건 대사기능이 회복되고 있음을 뜻한다.

누구보다 본인의 일에 애정이 많던 심○○ 님에게는 늘 정시 퇴근하세요, 라는 티칭을 할 수밖에 없었다. 밤 8~9시 넘어서 퇴근하면 그만큼 식사가 늦어지고, 운동도 못하게 되고, 취침도 늦어져 도무지 생활습관 관리가 되지 않기 때문이었다. 따로 운동할 시간이 없다고 하여 회사 건물에서 이동할 때만이라도 엘리베이터가 아닌 계단을 이용하라고 티칭했고, 6~7시에 퇴근할 것도 주문했다. 티칭을 잘 따라주어 퇴근이 빨라지니 저녁 식사도 빨라졌고, 잠도 되도록 자정 전에는 자려고 노력했다.

태음인이라 땀 빼는 운동을 해서 호산지기, 즉 기운을 뿜어내는 상황을 만들어주면 좋으련만 계단 오르기는 잘 지키지 못했다. 그래도 음식은 한식 위주로, 잠은 자정 전에! 이 두 가지만큼은 누구보다도 제대로 지키려고 노력했다. 체성분 분석 결과도 중증고도비만에서 일반 고도비만으로 좋아지고, BMI도 $31.9kg/m^2$에서 $28.8kg/m^2$로 줄어들었으며, 내장지방 레벨도 4레벨이 줄었다. 당뇨인을 진료해보면 실제 밥량은 줄이지 않더라도 한식 위주로 먹고 패스트푸드, 밀가루 음식 등의 간식만 끊어도, 야식만 피해도 체중이 줄어드는 것을 확인할 수 있다. 심○○ 님은 정말이지 무릎, 허리 등의 통증으로 인해 운동을 지속해본 적이 없는 분이었다.

당화혈색소는 5.4%가 나오면서 당뇨는 완치됐고, 피로감도 전에 비해 60~70%가 줄었다. 이제 예전만큼 심하게 졸리지는 않다고 했다. 다만 앞으로의 바람이 있다면 체중을 조금만 더 줄이는 것. 체성분 분석 결과 처음 중증고도비만에서 일반 고도비만으로 체형이 좋아진 것은 사실이지만 그래도 아직 멀었다. 체성분 분석 결과지에서는 앞으로도 14kg을 더 줄이라고 하는데 거기까지는 아니더라도 단 5~7kg이라도 감량했으면 좋겠다. 어쨌든 다행인 건 아직도 고도비만 상태이지만 당뇨는 완치됐다는 것.

　마지막으로 유산소운동을 적극 권한다. 갑상샘저하증이 심했던 분이라 떨어진 대사기능을 끌어 올리려면 땀이 나는 운동을 지속해야 한다. 무엇보다 호산지기가 약한 태음인이라 운동으로 땀을 내는 것 자체가 호산지기 상황을 만들어주어 좋다. 평생 유지할 수 있는 식습관과 수면 습관을 만들었으니 앞으로도 계속해서 건강하게 생활습관 관리를 하시기 바란다.

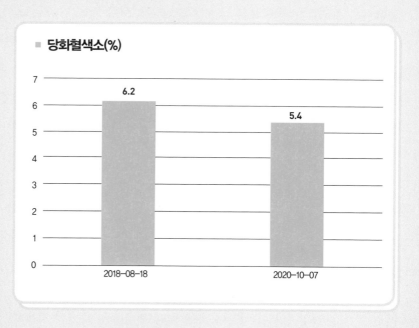

체성분 분석

① 본원 치료 전(2019. 11. 16.)

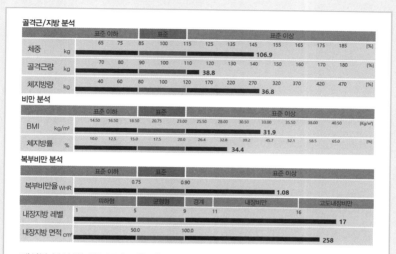

골격근/지방 분석

		표준 이하	표준	표준 이상	
체중	kg				106.9
골격근량	kg				38.8
체지방량	kg				36.8

비만 분석

		표준 이하	표준	표준 이상	
BMI	kg/m²				31.9
체지방률	%				34.4

복부비만 분석

		표준 이하	표준	표준 이상	
복부비만율	WHR				1.08
내장지방 레벨		피하형	균형형	경계	내장비만	고도내장비만	17
내장지방 면적	cm²				258

체성분 분석 결과를 보면 모든 게 표준 이상 범위였고, 내장지방 레벨은 17로 고도내
장비만이었으며, 전반적으로 중증고도비만 상태였다.

② 본원 치료 후(2020. 10. 10.)

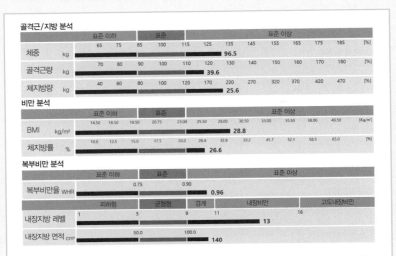

아직 체형으로만 보면 갈 길은 멀다. 모든 게 표준 이상인 고도비만이다. 그래도 당뇨는 완치했다.

하루 6시간 하던 운동을 줄이고, 당뇨를 완치했어요

이○○(남, 56세) | 서울특별시 도봉구 거주 | 당뇨약 복용 안 함

1. 당뇨 완치: 당화혈색소 감소(10.3% → 5.5%)

첫 내원 시의 모습이 기억난다. 물리학을 전공해서인지 꼼꼼함이 남달랐는데 1~2개월간의 혈당 변화를 모두 기록하고 통계를 내왔다. 당화혈색소가 10.3%로 꽤 높은 편이었음에도 양약을 먹을 수 없는 사연이 있었다. 21세 때 시중의 피로 해소제를 마시고 심하게 두드러기가 난 적이 있고 페니실린 계열의 항생제만 먹어도 부작용이 나타나 어떤 양약도 복용하기가 두렵고 어려웠다.

태음인이고 소화도 너무 잘돼서 문제일 정도라고 말했는데 이상하게 위 통증은 심했다. 항상 위와 식도에 불편감이 느껴졌고, 새벽만 되면 위 통증이 심해져서 잠을 못 이룰 때가 많았고, 그럴 때면 자다 말고 두유를 마셔서 성난 속을 달랬다. 이러한 위 통증은 30여 년 넘게 이어진 만성위염과 역류성식도염 때문이었다.

본원을 찾기 1개월 전 당뇨임을 알게 됐고, 그 후 매일 6시간씩 운동했다. 그리고 양약을 먹을 수 없음을 알기에 근본적인 치료를 하고자 한의원에 내원했다. 상담 후 우선 운동 시간을 2시간 미만으로 줄

이도록 티칭했다. 위 통증 때문에 숙면을 못하는 상황이라 소화 기능 문제를 해결할 수 있는 약재를 충분히 보강한 한약을 처방했다.

한약 치료를 시작하고 1개월 만에 여기저기 아프던 증상들이 완화되고 정말 많이 좋아졌다고 했다. 특히 위 통증이 줄고 있었다. 오래된 위 통증으로 밤잠을 설치기 일쑤였고 숙면이 어려웠는데, 위 통증이 잡히니 수면도 아주 조금씩 나아졌다. 운동 시간은 한 번에 줄이지 못해 조금씩 줄여나갔다. 처음 6시간에서 4시간으로, 다시 2시간 30분으로, 나중에는 1시간으로까지 줄였다. 운동 시간을 줄이도록 한 데는 이유가 있다. 운동을 무리하게 한다고 당뇨가 완치되지는 않기 때문이다. 운동을 통해 당뇨가 나으려면 평생 지금처럼 6시간씩 운동해야 하는데 나이가 들수록 불가능한 일이다.

새벽 4~5시면 깨던 습관 때문에 잠을 충분히 자고 싶어도 같은 시간만 되면 자꾸 깼다. 위 통증과 새벽 4~5시에 깨던 습관으로 수면의 양과 질 모두 저하된 상태였지만, 한약을 복용하면서 조금씩 수면을 잡아갔고, 그 결과 당화혈색소가 처음 내원 시의 10.3%에서 5.5%까지 낮아졌다. 당뇨가 완치된 것. 더불어 30년 동안 따라다니던 위장 통증도 사라졌다. 다니던 대학병원에서 드문 당뇨 완치라고 하며 더 이상 내원하지 않아도 된다고 했다. 당뇨 진단 후 오히려 건강 관리를 열심히 해 당뇨 진단을 받기 전보다 몸 상태가 더 좋아진 경우다. 한약 치료는 마쳤지만 앞으로 주기적으로 본원에 내원해 침 치료와 함께 건강 관리를 하기로 했다.

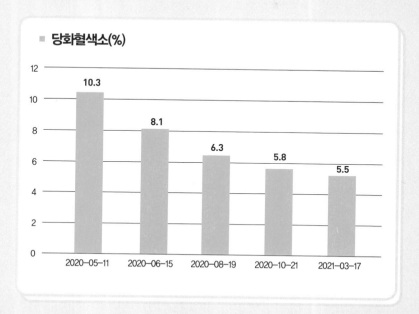

당봄한의원 (구 아리랑) 당뇨 치료 중간후기

*인적사항
1) 이름 이○○ 2) 성별/나이 남/46 3) 치료 시작일과 기간 20. 5. 11 ~

1. 당봄한의원 (구 아리랑)에서 당뇨 치료를 시작한 이유는 무엇인가요?

유튜브를 보고 당봄한의원을 알게되었습니다.
당뇨에 대해 공부하면서 이래야 , 박사님 교수님가 각각의
당뇨에 대한 처방들을 보고 당봄한의원을 결정하게되었습니다.

2. 처음 내원 당시에 어떠한 상태였나요?

다뇨, 다갈이 심하고 당뇨였으며 , 5/11 일 치료 당일날에
당화혈색소 10.3 이었습니다.

3. 어떠한 점이 개선되고 좋아졌나요?

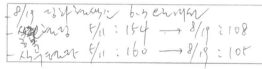

- 8/19 당화혈색소 6.5 로 떨어졌으며
- 공복혈당 5/11 : 154 → 8/19 : 108
- 식후혈당 5/11 : 160 → 8/19 : 105

4. 다른 분들에게 추천하고 싶다면 그 이유는 무엇인가요?

당봄한의원은 개개인의 체질에 따른 전문적인 치료방법을
쓰기고 있어 추천

본인은 위의 직접 작성한 치료 후기 내용이 책, 논문, TV, 라디오, 홈페이지나 블로그 등
온라인 채널 등의 각종 매체를 통해 공개되는 것에 동의하십니까?
※동의를 거부 할 수 있으며 그에 대한 불이익은 없습니다.

☑ 동의합니다   ☐ 미동의합니다

20 20 년 8 월 19 일
작성자 : 이 ○○ (인)

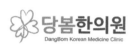
당봄한의원
DangBom Korean Medicine Clinic

당뇨와 중성지방, 간 수치까지 모두 좋아졌어요

박OO(남, 45세) | 경기도 용인시 거주 | 당뇨약 복용 안 함

치료 후의
변화

1. 당뇨 거의 완치: 당화혈색소 감소(9.6% → 6.0%)

2. 중성지방 감소(469mg/dL → 92mg/dL)

3. γ-GTP 감소(69IU/L → 23IU/L)

치료
이야기

사업상 계속 술을 마셔야 한다던 박OO 님은 1개월이면 무려 25일 이상 술을 마셨다. 간이 견딜 재간이 없었고, 내장지방이 찌는 것은 당연했다. 건강에 자신하며 일을 계속 해오던 그는 일주일 전 건강검진에서 당뇨 검사를 권유받았고, 그 후 종합검진 결과 당화혈색소 9.6%가 나오면서 당뇨 확진을 받게 됐다.

당뇨를 근본적으로 치료하고자 각종 검사 결과지를 지참하고 본원을 찾았다. 중성지방이 469mg/dL인 비만 당뇨로 우선 술부터 줄여야 했고, 자정 넘어 자던 습관을 바꿔 취침 시간을 앞당겨야 했다. 본원을 믿고 한약 치료를 시작했다.

박○○ 님의 경우 당뇨를 진단받은 지는 일주일밖에 되지 않았지만 당화혈색소가 9.6%인 것으로 보아 실제 당뇨가 시작된 건 좀 더 오래 전일 것으로 생각됐다. 당뇨로 인한 말초신경병증도 호소했는데 전

형적인 당뇨발저림보다는 체간신경통처럼 발에 찌릿함이 느껴진다고 호소했다.

당뇨 진단이 상당히 충격적이었는지 음식 관리에 정말 철저했다. 당뇨 진단을 받은 지 1개월 반 만에 체중 10kg가량을 감량했다. 오히려 본원에서 음식량을 늘리라고 권해야 할 정도였다. 음식량, 특히 탄수화물 섭취를 억지로 줄이면 체중이 줄어들어 기분은 좋으나 무리한 다이어트로 결국 요요현상이 나타나듯이, 조금만 먹는 식습관이 지속되지 못하면 혈당 또한 어차피 오르기 때문에 본원에서는 지속할 수 있는 생활습관을 가지라고 늘 당부한다. 다만 박○○ 님의 경우 술을 자주 마셨기에 일주일에 1회 정도만 술을 마시라고 권했다. 술 마시는 횟수와 양을 줄이고 한식 위주로 넉넉히 먹는 습관을 갖는 것이 장기적으로 봤을 때 더 현명한 생활습관이기 때문이다.

한약 치료가 지속될수록 당뇨로 인한 발 찌릿함은 점차 줄었고 수면의 질도 좋아졌다. 특히 체중이 지속적으로 줄었는데, 이는 한식 위주로 먹은 것도 있지만 음식량을 과하게 줄인 영향도 컸다. 당뇨는 복합적이고 종합적인 문제이기에 음식 줄이는 것만 가지고 해결하려고 들면 안 된다는 것을 계속해서 설명했다. 이후 음식은 한식 위주로 그리고 적절한 양(한 끼에 1공기 정도)을 유지했다.

당화혈색소가 9.6%에서 6.0%로 낮아졌다. 9.6%는 양방에서 인슐린 처방을 권유할 만큼의 수치였는데 이것이 6.0%까지 낮아졌으니 이제 당뇨전단계 정도의 수준이 된 것이다. 한약 치료 중간에 양방에서 당화혈색소가 높으니 당뇨약을 먹어야 한다고 말했지만 치료가 잘 되고 있던 터라 괜히 먹으면 나중에 단약하느라 더 고생하니 먹지 않는 게 좋겠다고 설득했고, 본인이 스스로 판단해 결국 당뇨약은 한 번도 복용하지 않았다. 끝까지 본원을 믿고 따라줘서 그리고 생활습관을 잘 관리해줘서 치료가 빨랐던 사례로 기억에 남는다. 당뇨전단계에서 당뇨 완치까지 불과 0.4% 남았으니 이 또한 잘 극복할 거라 믿어 의심치 않는다.

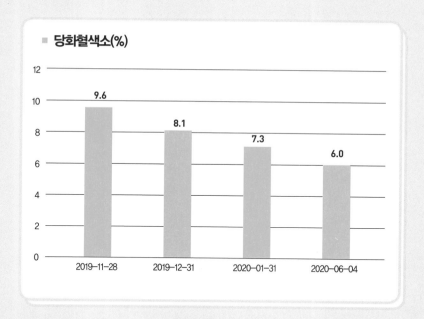

당봄한의원 (구 아리랑) 당뇨 치료 중간후기

*인적사항
1) 이름 박○○ 2) 성별/나이 남/45 3) 치료 시작일과 기간 2019년 12월 ~

1. 당봄한의원 (구 아리랑)에서 당뇨 치료를 시작한 이유는 무엇인가요?

건강검진결과 당화혈색소가 9.6으로 나와 이런 저런 방안을 마음에 여러가지 관한 관련정보를 찾다가 당뇨를 전문으로 치료하는 당봄한의원을 알게 되었고 고민없이 바로 치료를 시작하게 되었습니다.

2. 처음 내원 당시에 어떠한 상태였나요?

처음 내원 당시 콜레스테롤, 중성지방, 당뇨 수치가 상당히 높았고, 그로 인해 만성 피로, 발저림 현상으로 생활하기에 많이 불편했습니다.

3. 어떠한 점이 개선되고 좋아졌나요?

6개월 정도 꾸준히 치료를 받고 나니 전반적으로 당뇨, 간, 콜레스테롤 중성지방 수치가 확연하게 개선 되어졌고, 또한 당뇨로 인한 발저림현상이 현저하게 줄어들었습니다.

4. 다른 분들에게 추천하고 싶다면 그 이유는 무엇인가요?

일단 당뇨를 전문적으로 치료하는 한의원이라는것에 믿음직스럽고 체계적인, 시스템을 통한 치료 및 한의사께서 전반적인 몸 건강상태를 편안하게 체크하셔서 상담 및 관리를 해 주셔서 정신적으로도 큰 도움이 된거 같습니다.

본인은 위의 직접 작성한 치료 후기 내용이 책, 논문, TV, 라디오, 홈페이지나 블로그 등
온라인 채널 등의 각종 매체를 통해 공개되는 것에 동의하십니까?
※동의를 거부 할 수 있으며 그에 대한 불이익은 없습니다.

☑ 동의합니다   ☐ 미동의합니다

2020년 6월 27일
작성자 : 박○○ (인)

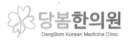 당봄한의원
DangBom Korean Medicine Clinic

CASE 5

치료 후의
변화

1. 당뇨 거의 완치: 당화혈색소 감소(8.3% → 5.8%)

치료
이야기

　　코로나19 대유행으로 사회적 거리두기가 한창일 때, 원격
으로, 즉 전화 상담으로 당뇨 한약을 처방한 경우가 꽤 많
았다. 김OO 님도 마찬가지였는데 6개월가량 한약 치료를 하는 동안
비대면으로만 진료했던 분이라 더 기억에 남는다.

　　당뇨 진단을 받은 지는 5개월 정도 됐고, 당뇨약은 아직 복용하지
않는 상태였다. 당뇨 진단 후 3~4개월간 노력해서 체중을 6~7kg 감량
했는데, 체질이 태음인이고 감량 전 체중이 72kg인 것으로 보아 마른
당뇨보다는 비만 당뇨에 가까워 보였다.

　　혈당이 높아질까 걱정돼 쌀을 뺀 잡곡만 먹었고, 음식은 소량만 먹
었으며, 간 수치가 높았다. 이런 점 때문에 1년 이상 치료해야 한다고
말씀드렸다. 100% 잡곡만, 그것도 소량씩만 먹어왔기에 본원의 권유
대로 당연히 쌀을 섞어서 정량을 섭취하게 되면 그만큼 혈당이 더 높
아질 것이고, 간 수치가 높다는 건 간 기능이 그만큼 좋지 않다는 뜻
이어서 이런 경우에는 혈당이 잡히려면 시간이 더 오래 걸리기 때문

이다. 식사량이 적은 편이라 쌀을 섞은 잡곡밥으로 필요한 만큼, 간식이 생각나지 않을 만큼 넉넉히 먹으라고 티칭했고, 간 수치 정상화와 당뇨 치료를 위해 밤 11시 전에, 늦어도 자정 전에 잘 것을 주문했다.

항상 자정 넘어서 자다가 11시 전에 자려니 처음에는 잠들기가 어려웠지만 한약을 복용하면서 금방 수면이 잡혀 잠도 빨리 들고, 중간에 덜 깼으며, 깨더라도 다시 금방 잠들었다. 원래 수면 시간이 5시간 정도였는데, 수면 시간이 늘어나고 수면도 깊어지자 낮에 피곤하던 증상이 많이 줄었다. 그 결과 간 수치도 많이 낮아졌다. 한약 치료 시작 당시 AST는 86IU/L, ALT는 89IU/L, ɣ-GTP는 99IU/L로 간 수치가 높았는데 한약 치료 2개월 만에 AST는 12IU/L, ALT는 4IU/L, ɣ-GTP는 5IU/L가 됐다. 지금까지 당뇨 치료하면서 간 수치가 높아져서 고생한 적이 한 번도 없었는데 이번에도 마찬가지였다. 다만 간 수치는 과로하거나, 수면이 부족하거나, 계속 술을 마시는 경우 혹은 타이레놀처럼 간에 무리가 되는 약을 먹는 경우 등의 상황에서 언제든지 높아질 수 있으니 계속해서 주의해야 한다.

중요한 건 한약 치료 2개월 만에 당화혈색소가 5.8%까지 낮아졌다는 점이다. 2개월간 한약 치료를 하면서 걱정했던 간 수치도 정상화됐고, 당뇨 치료도 벌써 마무리를 향해가고 있다. 한약 치료를 지속할수록 처음 진료 시 호소했던 거품뇨와 피로감이 줄었고, 수면의 질은 좋아졌다. 그리고 무엇보다 음식량을 늘렸는데 평생 이만큼 먹으며 살아도 부족하지 않을 정도라고 했다. 체중은 당뇨 진단을 받자마자 뺐던 만큼 다시 회복해 3kg이 증가했는데, 중요한 건 음식량을 늘리고 체중이 증가했음에도, 무엇보다 늘 마음의 짐이었던 운동을 하지 못했음에도 혈당이 잡혔다는 점이다.

음식을 과하게 줄이지 않더라도, 시간에 쫓기며 억지로 운동하지 않더라도, 필요한 만큼은 꼭 먹으면서 양질의 수면을 취하는 것만으로 당뇨가 완치될 수 있음을 몸소 보여준 사례이다. 더불어 본원이 지향하는 '평생 가져갈 수 있는 식습관, 운동 습관, 수면 습관 갖기'가 얼마나 소중하고 효과적인지를 김○○ 님 사례를 통해 다시 한 번 확인했다. 비록 얼굴을 뵌 적은 없지만, 지금의 건강한 식습관, 수면 습관을 꾸준히 이어가시길 바라며 멀리서 당뇨 완치를 응원한다.

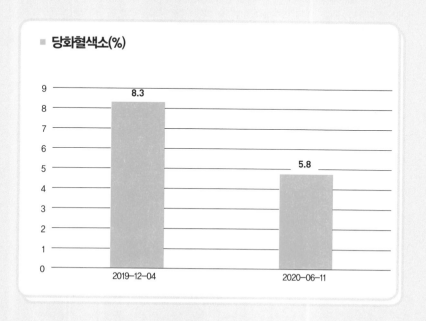

CASE 6

발등이 찢어져도 무감각했는데 발저림이 좋아졌어요

이OO(남, 50세) | 서울특별시 서대문구 거주 | 당뇨약 복용 20년 차에 내원함

치료 후의
변화

1. 당뇨발저림 완화

2. 수면 질 개선

3. 당화혈색소 감소(12.1% → 7.2%)

치료
이야기

30대 초반에 당뇨 진단을 받아 꽤 일찍 당뇨약을 먹기 시작했다. 당뇨 진단 전 체중은 114kg 정도로 전형적인 비만 당뇨였다. 당화혈색소가 7%대로 잘 유지되고 있었는데 7~8년 전부터 갑자기 혈당이 잡히지 않아 인슐린을 투여하기 시작했고, 5년 전 경제적으로 큰 어려움을 겪을 때는 인슐린으로도 혈당이 잡히지 않았다. 인슐린 투여량을 조금씩 늘리다 보니 60단위까지 맞았는데 급기야 당화혈색소가 10%를 넘었고, 결국 본원을 찾게 됐다.

내원 당시 당화혈색소는 12.1%였는데 상당히 진행된 당뇨병성 말초신경병증이 더 큰 문제였다. 당뇨발저림이 2년 전부터 발등에서 시작됐고 지금은 발 전체가 저리는데, 통증도 문제이지만 발에 감각이 없어서 유리병이 발등에 떨어졌는데도 몰랐을 정도이다. 증상이 낮보다 밤에 더 심하고 양쪽 대칭으로 저리는 전형적인 당뇨병성 말초신경병증이었다. 처음에는 저림, 찌릿함 등의 통증 문제만 있더니 점

점 더 심해져서 감각이 잘 안 느껴지는 감각 이상 문제도 야기됐다. 발저림 증상이 심해지니 수면 도중 2시간마다 잠에서 깼고, 이로 인해 숙면을 취하지 못해 휴식이 어려웠다.

체성분 분석 결과 비만한 체형이었지만 일이 바빠서 출퇴근하며 걷는 것 외에 제대로 된 운동은 할 수 없다고 하여 음식만 한식 위주로 드시게끔 티칭하고, 대신 잠만 밤 11시, 늦어도 자정 전에 주무실 것을 주문했다. 비만 당뇨인도 음식, 운동 관리만 중요한 게 아니라 수면, 스트레스 관리까지 병행해야 한다. 특히 시간이 없어서 혹은 외과적 통증 문제로 인해 운동을 못하는 경우 운동을 무리하게 강요하지는 않는다. 대신 먹고 자는 건 매일매일 내가 결정할 수 있는 문제이므로 한식 위주로 먹기와 11시 전(최소 자정 전)에 자기는 꼭 실천하도록 티칭한다.

한약 치료를 시작하고 2주 만에 자다가 발에 쥐가 나서 2~3회씩 깨던 증상이 1회로 줄었고, 발저림과 경련 그리고 발등이 무감각한 증상도 잡히기 시작했다. 발 증상이 완화되니 잠도 깊어졌고 야간뇨도 줄었다. 잠을 통해 휴식을 취하는 시간이 늘어나니 몸의 회복이 더 빨라질 것은 명백했다.

치료를 지속할수록 뜨거운 음식과 매운 음식을 먹을 때 혹은 운동할 때 정수리에서 심하게 나던 땀의 양이 줄었고, 갈증도 줄었다.

문제는 스트레스였다. 치료 내내 극심한 스트레스가 지속됐다. 본원에서 시행하는 스트레스 검사에서 보통은 100%, 조금 줄어들면 98%나 90%가 나왔다. 타인과 비교해 상대적인 스트레스 정도를 측정해주는 기기였는데, 결괏값이 100%에 가까울수록 집단 내에서 스트레스가 높다는 것을 의미한다. 직업적으로 스트레스도 많고 야근도 잦았기에 치료가 더딜 수 있었는데, 다행인 건 발저림이 많이 나아지고 당화혈색소도 많이 잡혔다는 점이다. 다쳐도 인지를 못할 정도로 발등이 무감각했는데 이러한 증상이 30~40%나 줄었고, 새벽에 경련이 일던 증상도 없어져 자다가 발 때문에는 깨지 않았다. 발저림도 하루 2~3회 정도만 느낄 만큼 거의 소실됐다. 한약 치료 3개월 만에 생긴 일이다. 무엇보다 인슐린을 맞아도 마구 치솟던 당화혈색소가 12.1%에서 7.2%로 많이 낮아졌다.

　발등에 유리병 떨어진 것도 한참을 모르다가 피가 나서 알았다던 이○○ 님의 당뇨병성 말초신경병증은 한약 치료를 하면서 매우 빠르게 잡혔고, 당화혈색소 또한 4개월 만에 거의 5%가 감소했으니 기록적이었다. 한약 치료를 정말 진지하게 이어가시는 이○○ 님, 당뇨병성 말초신경병증을 잡고 혈당도 안정적으로 잡을 때까지 혹은 조금 더 욕심내서 인슐린과 이별할 때까지 본원이 함께할 것이다.

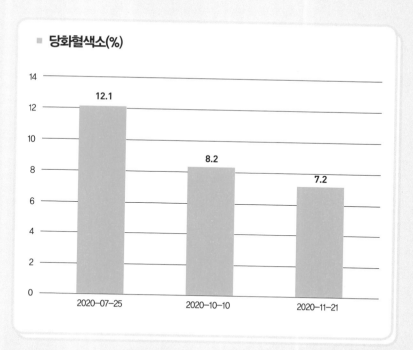

당화혈색소(%)

12.1		
	8.2	
		7.2
2020-07-25	2020-10-10	2020-11-21

마른당뇨
치료법은
따로있다

PART6

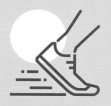

마른 당뇨인도 피해갈 수 없는 당뇨발저림

당뇨발저림, 마른 당뇨인도 예외일 수 없어요

정상체중이거나 저체중으로 당뇨와는 상관없을 것 같은 사람들 중에 의외로 당뇨를 앓는, 일명 '마른 당뇨인'이 많다. 당연히 이들 마른 당뇨인에게도 비만한 당뇨인처럼 당뇨합병증이 나타날 수 있는데, 흔히 '당뇨발저림'으로 알려진 당뇨병성 말초신경병증이 그것이다.

당뇨병성 말초신경병증은 그동안 치료를 위한 별다른 대안이 없었기에 당뇨인에게 더 문제가 됐다. 당뇨를 전적으로 치료하는 양방에서도 이 당뇨합병증의 근본적인 치료는 어려워 증상을 완화하는 약물을 처방하는 데 그쳐왔다. 한마디로 완치가 불가능하다고 여겨졌다.

이에 본원에서는 당뇨발저림의 근본적 치료를 위해 오랜 시간 연구와 임상시험을 진행했고 다행스럽게도 만족할 만한 결과를 얻었다.

2019년 1월부터 2020년 12월까지 당뇨발저림으로 6개월 이상 치료받았던 34명의 당뇨인 중에서 "당뇨발저림이 줄었다.", "당뇨발저림이 완화됐다."라고 답한 환자는 88.2%였으며 그중 '완치' 혹은 '거의 완치'된 환자는 50%를 차지했다. 이 외에 "증상이 절반 이상 없어졌다."고 한 환자는 33.3%, "조금 좋아졌다."고 답한 비율은 16.7%였다. 다만 4명은 증상이 똑같거나 더 악화됐다고 했다.

결코 낮지 않은 치료율을 보면서 한의사로서 이 병의 치료에 더욱 희망을 갖게 됐다. 수많은 당뇨병성 말초신경병증 환자들을 위해 실제 치료 사례와 더불어 이 병이 어떤 질환이고 어떻게 치료해야 하는지에 관한 이야기를 요약해 소개하고자 한다.

1 | 삶의 질을 떨어뜨리고 수면을 방해하는 당뇨발저림

당뇨병성 말초신경병증에서 나타나는 전형적인 세 가지 증상은 다음과 같다.

- 팔다리의 원위부, 즉 손가락 발가락 쪽으로 갈수록 심해지는 증상
- 양측이 동시에 발생하는 증상
- 낮보다는 밤에 심해지는 증상

그러나 실제 임상에서는 이처럼 명백하게 전형적인 증상만 가지고 내원하는 환자보다는 다양하고 특이한 증상을 동반한 채 내원하는 환

자가 더 많다.

당뇨병성 말초신경병증에 의한 통증은 매우 '주관적'이어서 같은 증상이라도 환자에 따라 다양한 언어로 표현된다. 예를 들어 '화끈거림'의 경우 "고춧가루를 뿌린 것 같다.", "화닥거린다.", "후끈후끈하다.", "열감이 느껴진다." 등등 증상을 설명하는 표현이 매우 다양하다.

우리 병원에 내원한 당뇨병성 말초신경병증 환자들은 주로 "발저림 때문에 못살겠어요."라고 호소한다. 전형적 증상인 경우 낮보다는 밤에 더 집중된다. 밤에 잠을 푹 자야 하는데 통증 때문에 수면이 방해받아 숙면이 어렵고 피로가 풀리지 않으니 다음 날 낮에 일상생활을 제대로 할 수가 없다. 본 증상의 환자들을 처음 마주했을 때 굉장히 피곤해 보이는 것도 이 때문일 것이다.

수면의 양과 질이 떨어지니 혈당 조절은 더 어려워지고 장기 기능이 저하되며 컨디션도 나빠지는 등 전반적으로 당뇨 상태를 악화시키는 결과를 불러온다.

발에 나타나는 통증 때문에 예민해져서인지, 다른 증상의 당뇨 환자들보다 더 치료에 절실한 마음으로 병원을 찾아온다. 지금 당장 혈당 수치가 얼마이고 당화혈색소 수치가 얼마인지와 상관없이 발에 느껴지는 불편한 증상 그 자체를 해결하는 일이 시급한 것이다.

이렇다 보니 당뇨병성 말초신경병증은 단순히 통증 혹은 불편함만의 문제가 아니게 됐다. 숙면하지 못해 우리 몸의 휴식을 방해하니 향

후 다른 질환까지 발생할 수 있고, 당장 혈당이 안 잡히고 상승해 당뇨도 악화될 수 있다. 피로가 풀리지 않아 다음 날 일상생활을 하기가 어렵고 업무 효율이 떨어지는 것도 문제이다.

그리고 또 하나, 이 병증이 가져올 궁극적 부작용의 심각성을 이야기하지 않을 수 없다. 이 병증을 방치하면 족부괴사로 이어질 수 있다는 사실이다. 족부괴사로 인해 다리를 절단하게 된 환자의 약 50% 이상이 5년 이내에 사망한다는 통계자료도 있다. 당뇨발저림을 조기에 치료하는 것이 얼마나 중요한지 말해주는 수치이다.

본원에서 환자들을 치료하며 관찰한 결과 한약을 복용하고 평균 2주 만에 그 효과가 나타났다. 다른 당뇨합병증에 비해 치료 효과가 정말 빠른 편이다. 이는 당뇨발저림이 초기에 발견하고 치료한다면 다른 합병증에 비해 쉽게 치료될 수 있음을 의미하는 것으로도 해석된다.

다른 측면으로 보면 당뇨병성 말초신경병증이 생겼다는 것은 향후 당뇨병성 망막증이나 신증, 심혈관 질환 및 뇌혈관 질환 등의 합병증으로 진행할 수 있다는 신호이기도 해 이를 발견하는 것이 얼마나 중요한지 알 수 있다. 따라서 당뇨병성 말초신경병증을 치료하는 것은 단순히 발만 치료하는 것이 아니라 당뇨를 근본적으로 해결하고 다른 합병증이 발생할 수 있는 여지까지 차단하는 방법임을 명심해 치료에 적극 임해야 할 것이다.

당뇨병성 신경병증 vs. 말초신경병증 vs. 자율신경병증, 뭐가 다르죠?

당뇨병성 신경병증이 곧 당뇨병성 말초신경병증인 것으로 오해하는 경우가 있는데, 당뇨병성 신경병증은 보다 큰 개념으로 이를 당뇨병성 말초신경병증과 당뇨병성 자율신경병증으로 나눌 수 있다.

당뇨병성 말초신경병증은 혈관 손상, 신경 손상 등의 복합적인 원인으로 인해 다리가 저리고, 찌릿찌릿하고, 화끈거리는 등의 증상이 시작되면서 결국 발에 생긴 상처가 잘 낫지 않고 손상되는 모든 과정을 말하며, 당뇨인 중 15~20% 정도가 걸리는 질환이다.

당뇨병성 자율신경병증은 소화가 안 되고, 변비나 설사가 심하고, 땀 조절이 안 되고, 기립성저혈압이 오고, 발기가 안 되는 등의 증상을 포괄한다.

즉 당뇨인이 흔히 '당뇨발저림'이라고 부르는 당뇨합병증은 당뇨병성 자율신경병증이 아니라 당뇨병성 말초신경병증인 것이다.
당뇨인이라면 당뇨병성 말초신경병증과 자율신경병증을 구별할 수 있어야 한다. 당뇨발저림과 관련된 합병증이 말초신경병증이고, 소화, 땀, 소변, 대변 등과 관련된 합병증이 자율신경병증이라는 것을 알고 있어야 병증에 잘 대처하면서 효과적인 치료를 받을 수 있기 때문이다.

2 | 혈당 조절이 잘돼도 당뇨합병증이 온다?

당뇨인은 혈당 수치에 매우 민감하다. 혈당 조절이 안 된다고 해서 생활이 당장 엄청나게 불편해지는 건 아니지만 계속 혈당 조절이 안 되면 언젠가는 당뇨합병증이 올 수 있다는 막연한 불안감이 있기 때문이다. 당뇨합병증을 예방하기 위해 혈당을 체크하고 혈당을 관리하는 것이 일상이다.

그런데 진료를 해보면 당뇨합병증이 반드시 혈당이 높은 경우에만 발생하는 것은 아님을 알 수 있다. 당화혈색소가 조절 목표 범위인 6.5% 미만을 충족하는데도 합병증이 발생하는 경우가 꽤 많다. 또 하나, 당뇨합병증은 반드시 당뇨가 오래된 경우에만 발생하는 것이 아니다. 이제 막 당뇨 진단을 받았음에도 불구하고 당뇨합병증이 발생한 경우도 많다.

당뇨가 오래될수록, 혈당이 높을수록 당뇨합병증이 발생하기 쉽다는 건 연구 결과에서 밝혀진 사실이지만 그렇다고 해서 발병한 지 얼마 되지 않았거나 현재 혈당 조절이 잘되고 있다고 해서 당뇨합병증이 생기지 말란 법은 없다. 다시 말하지만 당뇨합병증은 누구에게나 나타날 수 있다.

당뇨병에는 혈당 관리가 중요하지만 이것만으로 당뇨합병증을 막을 수는 없다. 당뇨약은 당장 혈당 수치를 떨어뜨리겠지만 내 몸 상태가 근본적으로 좋아지고 체질이 개선되어 혈당 수치가 떨어진 것은 아니다. 그러니 당장의 혈당 수치만 떨어뜨리는 치료보다는 내 체질의 문제를 찾아 해결하고 장기 기능을 살펴 당뇨합병증의 원인을 제거하는 치료가 중요하다.

필자가 환자들과 상의하며 이어가고 있는 한방 치료가 바로 이 근본적 치료를 위한 과정이기에 이 책을 통해 당뇨 치료의 솔루션으로 제안하게 됐다. 당뇨합병증을 극복할 수 있는 열쇠는 바로 내 몸 안에 있다는 데서 당뇨 진료는 시작된다.

3 | 당뇨발저림은 결국 전신의 문제이다

우리 몸에서 나타나는 증상에는 다 이유가 있다. 통증이 발생했다면 이는 몸에 무리가 되는 상황이니 쉬거나 치료를 해달라는 신호이며, 평소보다 체온이 높으면 몸에 세균이나 바이러스 등이 침입해 백혈구가 싸워야 하는 상황이니 면역력을 높이고 몸을 쉬어가며 적절한 치료를 해달라고 몸이 말하고 있는 것이다.

당뇨발저림도 마찬가지이다. 저리고 찌릿찌릿하고 화끈거리는 증상이 왜 나타났는지, 근본적인 이유에 귀를 기울이고 이를 적절하게 치료해야 한다.

발에 당뇨발저림이 발생했다면 발만 집중적으로 치료해야 할까? 그렇지 않다. 발에만 집중한다고 해서 당뇨발저림, 즉 당뇨병성 말초신경병증을 해결할 수 없다. 발이 저리고 찌릿찌릿한 것은 단지 국소적인 증상이 아니라 전신의 문제이기 때문이다. 본원에서는 당뇨발저림을 치료할 때 혈액순환을 돕고 어혈을 없애는 것부터 시작한다.

근본적인 문제를 해결하기 위해서이다.

한의학은 나무가 아닌 '숲'을 바라보는 학문이라고 한다. 바로 이러한 한의학의 이치가 당뇨발저림 치료에서도 제대로 빛을 발했다고 생각한다. 환자들을 만나 임상을 하면 할수록 혈당만 낮춰서는 당뇨발저림을 해결할 수 없음을 경험했고, 결국 전신의 문제로 접근해야 비로소 극복할 수 있음을 지금도 계속해서 깨달아가고 있다.

당뇨병성 말초신경병증은 신경 문제일까, 혈관 문제일까?

당뇨병성 말초신경병증이라는 용어에는 '신경'이라는 단어가 들어 있다. 그런데 당뇨병성 말초신경병증을 당뇨합병증 중에서 분류할 때는 미세혈관합병증 중 하나로 본다. 병명에 분명 '신경'이라는 말이 들어가는데 왜 '혈관' 관련 합병증으로 보는 것일까? 이는 당뇨병성 말초신경병증이 혈관 손상과 신경 손상 등의 복합적 원인으로 발생하기 때문이다.

① 혈관 손상
당뇨인의 경우 복합적인 이유로 혈관에 합병증이 발생할 수 있으며 혈관이 손상되면 결과적으로 혈액순환이 저하된다. 이로 인해 포도당 등의 영양 공급이 원활하지 못하게 되는데 혈관 중에서도 특히 말초혈관에 영양 공급이 충분히 이뤄지지 않는다. 모든 신경은 혈관을 통해 영양분을 공급받기 때문에 미세혈관에 합병증이 생기면 신경에 영양(포도당)을 공급하는 것이 어려워지고 신경은 충분히 영양 공급을 받지 못해 손상되게 된다. 이러한 이유로 당뇨병성 말초신경병증이 발생하는 것이다.

② 신경 손상
중추신경은 뇌와 척수로 구성되어 있고 말초신경은 팔다리, 몸통 등에 분포한다. 말초신경은 운동신경, 감각신경, 자율신경 등 세 가지로 구성되어 있는데 당뇨로 인해 이러한 말초신경이 손상되면 당뇨병성 말초신경병증이 발생한다.

이렇듯, 당뇨병성 말초신경병증은 혈관 손상과 신경 손상의 복합적인 원인으로 발생하기 때문에 부분 치료에만 집중했던 기존의 치료보다는 종합적이고 통합적인 접근을 통한 치료가 필요하다.

기존 당뇨병성 말초신경병증 치료법의 한계

1 | 양방에서의 접근법

① 혈당 관리를 엄격하게 한다

당뇨합병증을 예방하기 위해 혈당 조절의 목표를 당화혈색소 6.5% 미만으로 정하고 있다. 당화혈색소가 6.5% 미만인 경우에 당뇨 합병증 발생이 줄었다는 대규모 연구 결과가 있기 때문이다. 이에 엄격한 혈당 조절이 오히려 저혈당 등의 문제를 야기할 수 있는 경우를 제외하면 거의 모든 당뇨인은 당화혈색소 6.5% 미만을 목표로 혈당을 관리하려고 노력한다.

② 약물 치료를 한다

당뇨병성 말초신경병증의 경우 일반적인 타박상과 근육통 치료를 위한 진통제나 항소염제는 사용하지 않는다. 그보다 조금 더 당뇨병성 말초신경병증에 특화된 약물을 사용한다.

초기에는 알파 리포산, 감마 리놀산 등의 약물을 처방하기도 하지만, 이것으로 증상이 잡히지 않기 때문에 결국에는 진통제 이외에도 항경련제와 항우울제까지 처방하게 된다. 후자의 약물들은 사실 통증 조절이 아니라 우울증이나 뇌전증(간질) 같은 중추신경계 혹은 정신 증상을 조절하기 위해 개발된 것이다. 그런데 통증 완화에 효과가 있음이 알려지면서 일반적인 진통제로 가라앉지 않는 증상까지 그 사용 범위가 확대됐다.

한편 혈관 손상으로 인한 당뇨병성 말초신경병증이라는 진단이 내려지면 이를 치료하기 위해 혈관확장제, 항혈소판제, 혈류개선제 등 혈액순환에 도움을 주는 약물을 사용한다.

③ 치료나 수술적 방법을 이용한다

당뇨병성 말초신경병증의 원인이 신경 손상일 경우 전기 치료 등을 이용해 물리치료를 하기도 하며, 혈관 손상이 원인일 경우 방사선 중재술(풍선 확장술)이나 수술적 방법을 이용하기도 한다.

2 | 기존 치료법을 바꿔야 한다

앞서 한방 치료에 대해 소개하면서 당뇨병성 말초신경병증에 근본적인 치료가 필요한 이유를 밝혔다. 당뇨 치료를 위해 오랜 시간 연구해온 양방의 공을 결코 무시할 수 없으나 기존 치료법의 한계를 알고 보다 유용한 치료를 위해 노력해야 하기에 그간의 문제점을 몇 가지 짚어보기로 한다. 이것은 이 책에서 말하는 한방적 접근의 근거이기도 하다.

① 근본적인 치료가 불가능하다

대한내과학회지에 2015년에 발표된 논문 중 《당뇨병성 말초신경병증 치료》에 의하면 당뇨병성 말초신경병증으로 인해 손상이 진행된 말초신경에 대한 특별한 치료법은 현재 존재하지 않는다고 한다.

당뇨발저림 때문에 약물을 처방해주기는 하지만 '근본적인 치료'는 불가능한 것이다. 결국 당뇨인들은 "더 심해지지 않기를 바랄 뿐이고, 나아가 절단하지 않기를 바라는 수밖에 없다."는 주치의의 말에 실망하여 한의원을 찾곤 한다. 당뇨병성 말초신경병증은 양방 스스로 치료가 되지 않음을 명백히 인정하는 몇 안 되는 질환이다.

② 당뇨병성 말초신경병증 치료 약물의 부작용에 주의해야 한다

당뇨병성 말초신경병증의 흔한 증상이 저림, 화끈거림과 같은 신경 손상에 의한 증상이기에 신경병성 통증 치료용 약물을 똑같이 사용하는데, 앞서 설명한 것처럼 이러한 약물은 처음부터 통증을 조절하기 위해 개발됐던 게 아니고 중추신경계 혹은 정신 증상을 조절하기 위해 개발된 약물인 경우가 많아 부작용이 일반적이지가 않다.

이러한 약물은 한번 복용하기 시작하면 보통 수주에서 수개월 동안 장기간 복용을 해야 하는데 오랫동안 복용하는 만큼 부작용이 나타나기 쉽다. 항우울제 중 삼환계 항우울제는 당뇨병성 말초신경병증 치료에 많이 사용되고 있으나, 통증의 완화가 불완전하고 어떤 경우에는 전혀 반응이 없는 경우도 있다. 대표적인 부작용으로는 진정, 구갈, 기면, 착시, 기립성저혈압 등이 있다. 또한 항경련제, 즉 간질약의 경우 어지럼증, 실조 등의 부작용이 있다.

이처럼 당뇨병성 말초신경병증의 증상을 완화하고자 약물을 복용하지만 이러한 약물을 장기간 복용하게 되면 오히려 원하지 않던 심각한 부작용을 얻을 수 있는 것이다. 더불어 약물에는 늘 내성이라는 게 존재하기 때문에 오래 복용할수록 내성이 생겨 최종적으로는 발저림이나 통증이 잡히지 않게 된다.

당봄한의원의
당뇨발저림 치료 사례

4년 된 당뇨발저림이 완치됐어요
정OO(여, 62세) | 경기도 고양시 거주 | 당뇨약 복용 15년 차에 내원함

치료 후의
변화

1. 당뇨발저림 완치

2. 당화혈색소 감소(8.3% → 7.6%)

3. 공복혈당 감소(200mg/dL → 150~160mg/dL)

4. 수면 질 개선

5. 피로감 감소

치료
이야기

40대 초반에 당뇨가 시작됐다. 누구보다도 철저하게 당뇨

관리를 했던 정○○ 님은 과자나 간식을 일절 먹지 않았고, 혈당이 오를까 봐 음식 조리 시 설탕 대신 스테비아나 올리고당을 사용했으며, 밥도 반 공기 이하로 먹었다. 혈당을 자주 체크하면서 식후혈당과 공복혈당이 높아지는지를 수시로 관찰했다. 하지만 이렇게 열심히 관리했음에도 혈당은 잘 잡히지 않았고, 급기야 당뇨합병증까지 진행됐다. 너무 억울했다.

아무리 노력해도 당화혈색소는 8.3%나 됐고, 설상가상 당뇨발저림까지 발생했다. 정○○ 님은 당뇨약을 이미 4알 먹고 있기에 해줄 수 있는 건 인슐린 처방뿐이라는 양방의 말에 실망하고, 본원을 찾았다. 4년 전부터 발이 시리기 시작했고, 급기야 저린 증상이 발가락에서 발등으로 넓어졌으며, 찌릿한 증상도 나타났다. 전형적인 당뇨병성 말초신경병증으로, 낮보다 밤에 더 심했고, 겨울이면 혈액순환이 더 안 돼 증상이 악화됐다. 밤마다 잠을 이루기가 어려웠다.

정○○ 님에게 치료 시작부터 지금까지 항상 강조하는 건 수면이다. 원래부터 수면의 양과 질이 좋지 않았는데 갱년기를 겪으며 한층 악화된 상태에서 당뇨발저림까지 겹치니 그야말로 수면 상태가 최악이었다. 게다가 평일에는 손주를 돌봐주느라 새벽 5시면 일어나 7시까지 손주 집에 가야 했는데, 일찍 일어나야 한다는 긴장감에 새벽 2~3시만 되면 꼭 잠에서 깼다. 당화혈색소가 높아져서인지 밤에는 3~4회씩 소변을 보러 일어나야 했다. 이런 모든 이유가 수면의 질을 악화시켰다. 몸이 피곤해서 아메리카노를 2잔씩 꼭 마셨는데, 카페인이 숙면을 방해해 악순환이 반복됐다.

체성분 분석 결과 키 151cm에 체중 45kg인 마른 체형이었지만 내장지방이 많아서 소위 마른 비만 상태였다. 내장지방은 인슐린 저항성을 높여 당뇨를 악화시키는 요인이 되기에 흔히 내장지방을 줄여야 한다고 말한다. 하지만 정○○ 님은 정말 철저히 생활습관 관리를 함에도 혈당이 높아진 경우였기에 음식과 운동 관리만으로는 당뇨와 당뇨합병증 치료에 한계가 있어 보였다. 이에 그동안 계속해서 악화된 수면을 해결해야 함을 강조했고, 밤 10~11시면 취침하도록 티칭했다. 밥량을 늘리고 한식 위주의 세 끼를 제때 드시라고 했으며, 매일 하는 만 보 걷기가 체력적으로 무리이니 운동은 줄일 것을 당부했다. 음식량을 늘리고 운동량은 줄이라니. 본원만의 기괴한 주문이 시작된 것이다.

간 수치도 높았는데, 간은 혈당을 조절하는 장기이기에 간 수치가 높으면 간 기능이 떨어져 혈당이 높아지는 경향이 있다. 특히 2주 전에 어깨 통증으로 인해 스테로이드 주사를 맞았기에 조만간 당화혈색소가 더 높아질 가능성이 컸다. 한약 치료 시작 시점에 스테로이드 주사를 맞으면 치료 효과를 판단하기가 어려워지는 만큼 아쉬움이 컸다. 그래서 초반에 당화혈색소가 높아질 수 있음을 고지하고 치료를 시작했다.

한약 치료를 시작하고 1개월 후, 발 통증이 확 감소했다. 정OO 님 스스로도 신기해했다. 음식량을 늘리고 운동량은 줄였는데도 몸 컨디션이 좋아지고 발 통증이 줄어드니 살 것 같았다. 그 후로도 본원의 티칭에 따라 건강한 생활습관을 갖고자 노력했고, 한약 치료 3개월 후에는 발 통증이 완전히 소실됐다. 당뇨발저림이 완치된 것이다. 잠도 푹 잘 수 있게 됐고 체력도 많이 향상됐다. 불면증은 수면제로도 잡기 어렵다는데 한약 치료로 오래된 수면 문제가 해결된 것이다. 더욱 신기한 것은 음식량을 늘리고 운동량은 줄이고, 한약 치료 직전에 스테로이드 주사를 맞았음에도 당화혈색소는 오히려 감소했다는 점이다.

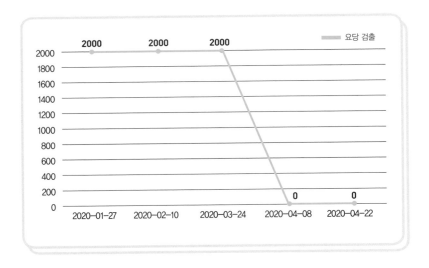

당뇨발저림을 완치했으니 이제는 당뇨 완치에 도전한다. 당뇨약 4알을 떼기 위한, 당뇨 완치를 위한 한방 치료 2막이 시작됐다. 당화혈

색소는 처음 8.3%에서 7.6%까지 내려간 상황. 당화혈색소는 음식, 운동, 수면, 스트레스 관리가 전반적으로 잘돼야 잡히는데 그중 수면이 잡혔으니 남은 치료도 걱정이 없다.

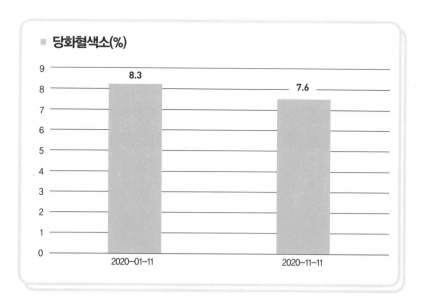

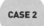

체지방률 3%여도 당뇨와 당뇨합병증이 발생할 수 있어요

CASE 2

이○○(남, 72세) | 경기도 수원시 거주 | 당뇨약 복용 8년 차에 내원함

치료 후의
변화

1. 당뇨발저림 완치

2. 수면의 질 약간 개선

치료
이야기

당뇨 진단을 받은 건 8년 전, 당뇨약만으로는 혈당 조절이
어려워 인슐린 주사까지 맞는 상태였고, 본원에는 당뇨로
인한 말초신경병증 때문에 내원했다.

인슐린을 투여한 지 5~6개월밖에 되지 않아 단약을 원했으나 그보다
는 당뇨병성 말초신경병증으로 인한 팔다리의 저림 증상과 입마름,
새벽 두근거림, 불면증 등을 치료하는 게 더 급해 보였다. 당뇨약이나
인슐린 주사는 중단하지 말고, 우선은 당뇨로 인해 불편한 증상과 합
병증 치료에 집중하기로 했다.

　이○○ 님의 당뇨 관리 방법에 문제가 있었다. 혈당이 오를까 봐 하
루에 겨우 밥 1공기만 먹었다. 수시로 운동을 했는데, 무려 하루 총 4
시간에 달했다. 혹시 몰라 흔히 인바디라고 알려진 체성분 분석을 해
보니 처음 보는 형태의 결과지가 나왔다. 골격근량만 표준 범위였고,
체중은 표준 이하, 체지방량도 표준 이하였는데 체지방량이 1.6kg으
로 체지방이 거의 없다시피 했다. 체지방률은 고작 3%. 체지방률이

란 체중 대비 체지방량의 비율인데 체중에 비해 체지방량이 많을수록 높아지고 적을수록 낮아진다. 20대 젊은 여성에게 권장하는 체지방률이 20% 초반이고 건장한 남성에게 권장하는 체지방률이 15~20%이다. 이 점을 감안하면 3%가 얼마나 터무니없이 낮은 수치인지를 알 수 있다. 이○○ 님의 체중에서 3%만이 지방이고 나머지 97%는 근육, 수분 등이라는 뜻이다.

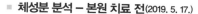

■ **체성분 분석 – 본원 치료 전**(2019. 5. 17.)

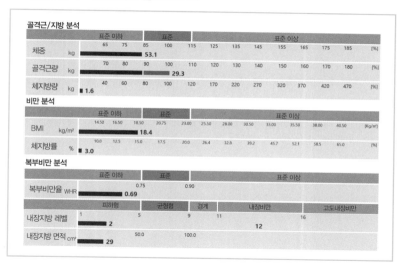

골격근/지방 분석

		표준 이하	표준	표준 이상									
체중	kg	65　75　85	100　53.1	115　125　135　145　155　165　175　185									[%]
골격근량	kg	70　80　90	100　110　29.3	120　130　140　150　160　170　180									[%]
체지방량	kg	▌1.6　40　60　80	100	120　170　220　270　320　370　420　470									[%]

비만 분석

		표준 이하	표준	표준 이상	
BMI	kg/m²	14.50　16.50　18.50　20.75	23.00　18.4	25.50　28.00　30.50　33.00　35.50　38.00　40.50	[Kg/m²]
체지방률	%	▌3.0　10.0　12.5　15.0	17.5　20.0	26.4　32.8　39.2　45.7　52.1　58.5　65.0	[%]

복부비만 분석

		표준 이하	표준	표준 이상	
복부비만율	WHR	▌0.69　0.75	0.90		
		피하형	균형형	경계	내장비만	고도내장비만
내장지방 레벨		▌2　1	5	9　11	12　16	
내장지방 면적	cm²	▌29	50.0	100.0		

한약 치료를 시작하면서 음식, 운동, 수면 습관부터 바꿀 것을 권했다. 음식량을 늘리고 운동량은 줄이고, 취침은 밤 11시 전으로 앞당기라고 말씀드렸다. 우리가 흔히 아는 당뇨 관리 방법에 역행하는 듯한 티칭을 할 수밖에 없었던 건 이○○ 님에게 기존 생활습관이 맞지 않

는다, 잘못됐다, 라고 판단했기 때문이다. 음식과 운동을 이토록 철저하게 관리하는데도 혈당이 올라 인슐린 주사를 맞고 당뇨합병증이 발생한 것은 당뇨가 음식, 운동뿐만 아니라 간 기능, 스트레스, 수면, 내장지방 등 다른 문제들과 복합적으로 얽혀서 발생하는 질환이기 때문이다.

한약 치료를 시작하고 2주 후, 팔다리의 저림 증상이 70%나 줄었다. 굉장히 빠른 변화였다. 그 후로도 팔다리의 저림 증상은 빨리 호전됐고, 한약 치료 1개월 반 만에 전부 소실됐다. 당뇨병성 말초신경병증으로 인한 증상이 완치된 것이다. 한약은 6개월치를 처방했기에 남은 증상을 치료하며, 팔다리 저림을 계속해서 관찰했다. 잠만 자려고 하면 긴장되던 증상이 없어지고, 수면의 질과 양이 조금씩 나아졌으며, 새벽에 가슴 두근거리던 증상도 많이 줄었다.

이○○ 님이 처음 본원을 찾은 것은 팔다리의 저림 증상과 불면증 때문이었는데, 이 두 가지는 순조롭게 치료되고 있었다. 문제는 인슐린을 단약하고자 하는 이○○ 님의 마음과 의지였다. 주치의와 상의 없이 임의로 인슐린을 단약했다가 혈당이 높아지는 것 같으면 다시 인슐린을 투여하고, 그러다가 또 갑자기 인슐린을 단약하고, 혈당이 높아지면 다시 인슐린을 투여하는 과정을 반복했다. 일관되지 않은 인슐린 투여로 혈당이 잡히는지 안 잡히는지를 도무지 알 수가 없었다. 결국 인슐린 단약과 투여 여부에 대해서는 묻지 않고 알아서 하도록 했다.

치료를 하면서 음식량을 늘리고 운동량은 줄이면 당장은 혈당이 높아지는데, 여기에다 중간에 인슐린을 불규칙하게 투여해 혈당이 더욱 요동칠 수밖에 없었던 이○○ 님. 체지방률이 아무리 낮아도, 음식을 아무리 적게 먹어도(하루에 밥 1공기), 운동을 아무리 많이 해도(하루 총 4시간) 혈당이 안 잡히고, 결국은 당뇨합병증마저 올 수 있음을 보여준 분이기에 특히나 기억에 남는다. 당뇨는 정말 복합적인 문제이기에 음식과 운동이 전부가 아니며, 수면, 스트레스, 컨디션, 간 기능 또한 종합적으로 관리해야 함을 여러 번 설명해드렸고, 다행히 지금은 생활습관을 많이 개선한 상태이다. 앞으로도 건강한 생활습관을 꾸준히 실천하시길, 그리고 혈당에 대해서는 조금만 덜 예민해지시길 바란다.

CASE 3

당뇨발저림 때문에 숙면하지 못했는데 이제는 잘 자요

이OO(남, 44세) | 경기도 부천시 거주 | 당뇨약 복용 5개월 차에 내원함

치료 후의
변화

1. 당뇨발저림 거의 완치

2. 당화혈색소 감소(8.9% → 7.5%)

3. 당뇨약 줄임(3알 → 2알)

4. 수면 질 개선

치료
이야기

　체성분 분석은 해보지 않았지만 누가 봐도 마른 체형이었다. 당뇨 진단은 5개월 전에 받았는데 당뇨발저림이 1년 정도 됐다는 것으로 보아 진단이 늦었을 뿐 이미 오래전부터 당뇨가 진행된 것 같았다. 5개월 전 당뇨 진단 당시의 당화혈색소가 12%였다는 점을 봐도 그랬다.

　내원 당시의 당화혈색소는 8.9%로 혈당이 잘 잡히지 않고 있었는데, 1개월 정도 당뇨약을 단약했다가 다시 복용을 시작한 지 며칠 되지 않은 때였다. 이OO 님은 한약 치료 중에도 당뇨약을 임의로 줄이거나 며칠에 한 번씩 먹곤 했다.

　이OO 님의 가장 큰 소원은 당뇨발저림이 소실되는 것. 1년 전부터 시작된 발저림이 점점 더 심해졌고, 이제는 잠을 못 잘 정도로 불

편해져서 새벽 4시가 돼야 잠이 들었다. 밤새 증상이 심하다가 새벽 4시가 넘으면 조금 완화됐기 때문이다. 수면의 양과 질이 떨어지니 몸은 제대로 쉬지 못하고, 이로 인해 혈당은 더 높아지고, 컨디션이 안 좋으니 당뇨발저림은 또다시 심해지는 악순환의 연속이었다. 우유, 요구르트, 커피 같은 특정 음료를 마시면 증상이 더 심해지는 특징도 있었다. 삶의 질을 악화시키는 당뇨발저림을 치료하는 동시에 당화혈색소를 안정시키기 위해 한약과 침 치료를 시작했다.

당뇨발저림을 치료하면서 느낀 건 '한약 치료 효과가 정말 좋다.'는 사실이다. 어느 순간부터 당뇨병성 말초신경병증 치료에 자부심이 생기고 애정을 느끼기 시작했는데 그 이유는 빠른 효과와 좋은 결과 때문이다. 환자가 호소하는 증상이 당뇨로 인한 말초신경병증이 확실하면 정말이지 한약 복용 10~30일 만에 호전 반응이 나타난다. 만약 호전 반응이 나타나지 않으면 둘 중 하나이다. 증상이 너무 심하거나, 당뇨병성 말초신경병증이 아닌 다른 문제이거나.

이〇〇 님도 한약 치료 일주일 만에 호전 반응이 나타나기 시작했고, 2주 만에 불편한 증상들이 절반으로 줄었다. 200m만 걸어도 전기가 통하는 느낌 때문에 힘들었는데 지금은 조금 더 걸을 수 있게 됐고, 선풍기 바람도 견디기 어려웠는데 이제는 조금 괜찮아졌다. 무엇보다 새벽 4시가 돼야 당뇨발저림 증상이 완화돼 잠들 수 있었는데 이제는 새벽 2시경이면 잠이 들었다. 마침내 선순환이 시작됐다. 수면의 양과 질이 좋아지면 치료에는 가속도가 붙는다. 1개월 후 양방 병원을 바꾸면서 당뇨병성 말초신경병증 약을 처방받지 않았는데도 발저림 증상이 악화되지 않고 오히려 줄어들었다.

마른 체형을 가진 이○○ 님에게 늘 강조했던 건 음식과 운동 관리가 아닌 자정 전 취침이었다. 항상 늦게 자던 습관이 있어서 자정 전에 누워달라는 게 가장 큰 부탁이자 티칭이었다. 그러나 너무 오랫동안 새벽 1~2시에 자던 습관에 익숙해진 터라 밤 11~12시 전에 누우면 잠이 오질 않아 결국 치료 후반에는 다시 새벽 1~2시 취침으로 돌아갔다.

6개월의 한약 치료가 끝났다. 당뇨발저림 약을 뗐음에도 증상이 처음에 비해 80~90% 정도 없어졌고, 발 불편감 때문에 잠 못 드는 것도 없어졌다. 당뇨약을 3알에서 2알로 줄였음에도 당화혈색소는 8.9%에서 7.5%로 낮아졌다. 삶의 질을 저하시키던 당뇨발저림이 잡히고 혈당도 안정화됐으니 이제는 조금 더 자신의 컨디션을 돌보면서 당뇨 관리를 할 필요가 있다. 특히 늦게 취침하던 오랜 습관을 버리고, 밤 11시 전이나 늦어도 자정 전에 취침해 수면의 질과 양이 개선되기를 바란다.

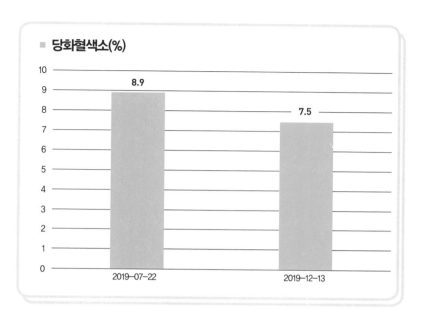

■ 당화혈색소(%)

8.9	
2019-07-22	2019-12-13

CASE 4

한약 먹기도 버거웠던 소음인인데
당뇨발저림이 거의 다 나았어요

이○○(여, 61세) | 경기도 부천시 거주 | 당뇨약 복용 4년 차에 내원함

치료 후의
변화

1. 당뇨발저림 80% 완화

치료
이야기

이○○ 님은 유난히 소화 기능이 약하고 불면증이 심했다. 한약을 처방하면 대부분은 잘 드시는데 이○○ 님의 경우 위 기능이 나아지기 전까지는 속이 불편해 제대로 복용하기가 힘들었다. 불면증은 20대부터 시작됐다는데 잠에 예민하고 숙면이 어려워 가수면 상태로 잠을 잤고 때에 따라서는 꼬박 샐 때도 있었다. 2004년 유방암 진단을 받아 치료했고 정신적 쇼크와 위경련으로 응급실에 간 적도 있다는 것으로 보아, 체력도 약하고 스트레스가 많은 듯했다.

한약은 6개월치를 처방했는데 다 복용하는 데에 총 9개월이 걸렸다. 초반에 한약을 먹으면 불편하다고 호소해 하루 1포만 먹고 희석해서 먹다 보니 오래 걸린 것이다. 한약 복용에 적응하는 데에만 3개월 정도가 걸렸는데 알고 보니 원래 어떤 한약이든 소화기에 부담되고 몸이 부어서 잘 못 먹는다고 했다. 소화 기능이 심하게 약해 나타나는 증상이었기에 평소에 식초 물이나 생강차를 수시로 마시도록 권했다. 이런 음료가 소화 기능을 끌어 올려주기 때문이다. 한약을 계속

복용할 수 있을까 걱정했는데 더디지만 조금씩 적응해갔고, 그사이에 당뇨발저림이 조금씩 완화되니 스스로도 한약 복용에 더욱 최선을 다했다. 한약은 당뇨발저림만을 위한 게 아니라 이○○ 님의 오장육부와 체질에 맞게 지은 처방이라 당뇨발저림이 나아질수록 소화 기능도 좋아지고 불면증도 완화될 것이 분명했다.

또 굉장히 예민한 분이어서 불면증이 심하고 걱정도 많은 편이라 당뇨발저림은 빠르게 잡히더라도 당화혈색소, 특히 공복혈당 치료는 더딜 것이라고 매번 설명해드렸다. 소화 기능이 좋지 않아 음식을 많이 먹지 않는 마른 당뇨였기에 당뇨와 당뇨합병증 역시 어느 마른 당뇨인처럼 음식, 운동이 아닌 수면, 스트레스에 원인이 있었다.

당뇨발저림은 이제 거의 완화되어 처음에 비해 80%가 없어졌고, 밤에도 심하지 않다. 찌릿한 느낌이 간혹 있으나 집중해야만 느껴질 정도이다. 반면 체력이 약해 감기와 비염에 지속적으로 시달리는데, 컨디션이 안 좋으면 몸이 스트레스 상황으로 인지하기 때문에 혈당이 더 높아지고 잡히지 않는 경우가 여전히 남아 있다.

처음보다는 아예 못 자는 날이 줄고 수면의 질과 양도 좋아졌지만, 여전히 마테차만 마셔도 잠을 못 잔다고 호소하던 이○○ 님. 음식량을 줄이고 운동량은 늘려서 당뇨발저림을 잡은 게 아니고 오장육부가 좋아지고 컨디션이 나아지면서 당뇨발저림이 잡힌 만큼, 앞으로의 당뇨 관리 또한 음식과 운동이 아닌 수면과 스트레스 관리에 집중하시길 바란다. 다시 강조하지만 불면증이 심한 전형적 소음인 체질의 마른 당뇨인에게는 수면과 스트레스 완화가 당뇨 관리의 핵심이다.

한의학에서 바라보는
당뇨병성 말초신경병증

1 | 88.2%의 치료 효과, 한의학으로 당뇨발저림이 잘 치료되는 이유는?

다른 질환의 예를 잠깐 들어본다.

한의학에서는 아토피를 치료할 때 피부만 보지 않는다. 피부에 좋은 걸 바르고 피부에 도움이 되는 한약을 먹는다고 해서 아토피가 근본적으로 치료되지는 않기 때문이다. 결국 장기의 기능이 좋아지고 체질적인 문제가 해결돼야 아토피가 제대로 치료되기 때문에 전신 상태에 집중한다. 나아가 A 환자의 아토피는 소화기의 문제, B 환자의 아토피는 폐의 문제, C 환자의 아토피는 간의 문제, 이런 식으로 실제 그 환자가 선천적 혹은 후천적으로 갖고 있는 장기 기능 문제와 체질적 문제를 함께 진단해 맞춤 치료를 해야 한다.

당뇨발저림 또한 마찬가지이다. 발만 보고 진단하는 치료는 안 된다. 발저림을 완화시키는 연고를 바르고 발저림 완화에 도움이 되는 한약을 먹는다고 해서 발저림이 근본적으로 좋아지지는 않기 때문이다. 발이 저리고 찌릿찌릿한 느낌이 있는 것은 겉으로 드러나는 현상일 뿐인데 이러한 현상에만 집착하면 발만 집중해서 치료하게 된다. 몸이 보낸 신호가 발에만 나타났을 뿐, 그 근본적인 이유는 내 몸 전체에 있음을 꼭 인지하길 바란다.

전신의 상태라고 하면 소화가 잘되는지, 소변과 대변의 횟수, 형태 등은 괜찮은지, 땀과 부종 양상은 어떤지, 잠은 잘 자는지, 추위와 더위에 대한 반응은 어떤지 등을 말한다. 우리 몸 일부에서 나타난 증상은 언제나 전신 상태를 반영하여 발생한 결과물이라고 생각하고 표면적으로 증상이 발생한 곳 자체보다는 전신의 상태를 주의 깊게 바라봐야 한다. 근본적인 이유를 찾아 치료를 해야만 국소 부위의 증상 또한 제어할 수 있기 때문이다.

특히 당뇨발저림이 나타났다는 것은 혈당 관리가 안 되고 컨디션 또한 좋지 않아 당뇨라는 병이 한층 더 악화되고 깊어졌다는 뜻이다. 발에만 신경 쓰다가 당뇨가 악화된 근본 원인을 알아채지 못하고 병만 키우지 않도록 주의해야 한다. 바로 이런 점이 근본 원인부터 찾아내는 한의학적 접근법의 핵심이다.

이 같은 원리에 충실해온 덕에 본원에서의 당뇨병성 말초신경병증 치료율이 굉장히 좋다고(앞서 88.2%의 치료 효과를 언급했다.) 감히 이야기할 수 있다.

양방에서 치료가 불가능하다고 하여 절망하다가 온라인을 비롯한 각종 자료들을 검색하고 본원을 찾은 발저림 환자들에게 한의학은 희망이 되고 있다.

한의원에서 비교적 정확하게 당뇨병성 말초신경병증을 진단할 수 있다!

당뇨병성 말초신경병증 선별검사에는 당뇨병성 신경병증 설문조사(MNSI, Michigan Neuropathy Screening Instrument), 10g 모노필라멘트 검사, 진동감각 검사, 발목반사 검사, 핀찌르기 검사 또는 온도감각 검사 등이 있다. 이 중 임상에서 가장 많이 사용되는 검사는 비교적 간단한 10g 모노필라멘트 검사이다.

문제는 위의 특정 검사 한 가지만으로 당뇨병성 말초신경병증을 확실하게 진단하지 못한다는 것이다. 이 때문인지 당뇨가 있는데 발이 불편하다고 호소하는 당뇨인에게 허리디스크, 허리협착증, 하지정맥류 등의 다른 병증이 없다고 판단되면 당뇨병성 말초신경병증 때문이다, 라고 쉽게 진단하기도 한다. 혹은 당뇨인 스스로 발에 나타나는 모든 문제가 당뇨병성 말초신경병증 때문이라고, 당뇨합병증이 마침내 발생했다고 생각하고 지레 겁부터 먹는 경향이 있다. 이처럼 당뇨병성 말초신경병증 진단에 혼선이 오는 이유는 정확한 진단 도구나 진단 방법이 없기 때문이다.

정확한 진단 도구가 없으니 결과적으로 당뇨병성 말초신경병증은 환자가 호소하는 전형적인 임상 양상만을 살펴 대부분 진단을 내리고 있으며, 이때 다른 원인의 신경병증만 배제되면 당뇨병성 말초신경병증이라고 진단한다.

따라서 당뇨병성 말초신경병증에 해당하는 전형적인 세 가지 증상(❶팔다리의 원위부, 즉 손가락 발가락 쪽으로 갈수록 심해지는 증상, ❷양측이 동시에 발생하는 증상, ❸낮보다는 밤에 심해지는 증상)이 있으면서 동시에 당뇨가 있다면 굳이 큰 병원에 가지 않아도 스스로 혹은 특별한 검사 장비가 없는 본원에서도 충분히 진단을 내릴 수 있는 것이다.

2 | 한의학으로 살펴본 당뇨병성 말초신경병증

옛 서적에서는 당뇨와 당뇨합병증을 어떻게 바라보고 어떻게 접근했을까?《동의보감》에서는 당뇨를 '소갈消渴'이라고 표현하는데 이는 몸이 타고 갈증이 난다는 뜻이다. 당뇨의 3대 증상인 다음, 다뇨, 다식 그리고 체중 감소와 유사하다. 실제로 당뇨가 악화될수록 목이 마르고 소변을 자주 보면서 음식을 자주 먹고, 그러면서도 몸은 야위어간다.

또한《동의보감》에서는 당뇨합병증을 소갈의 전변증轉變症으로 표현하고 있으며 옹저癰疽, 수병水病, 실명失明 등이 있다고 설명한다. 옹저는 항생제가 개발되기 전이라 많았던 감염증을 의미하고, 수병은 물에 관한 병이니 당뇨병성 신증을 의미하며, 실명은 당뇨병성 망막증을 의미한다고 볼 수 있으므로 소갈의 전변증은 당뇨병의 합병증과 일치한다고 볼 수 있다.

그렇다면 당뇨병성 말초신경병증은 한의학에서 뭐라고 볼까?

다양한 해석이 가능하겠지만 한의학에서는 이를 혈비血痺라고도 바라보는데 비痺는 '저릴 비'로 한의학에서는 마비되고 저리는 증상을 가리킨다. 따라서 혈비란 혈액순환이 잘 안 되고 마비가 됐다는 의미이다. 당뇨가 처음 발생하면 실증에 속하지만 합병증이 진행될수록 몸의 기氣와 혈血이 모두 허해져서 기혈 운행이 순조롭지 못하고, 어혈도 생겨 막히는 혈비의 상태가 발생하고, 그 결과 당뇨병성 말초신경병증이 나타난다고 이해하면 된다.

한의학적 진단을 내렸으니 이제 한의학적 진단에 따른 처방을 내릴 차례이다. 기본적으로 기혈의 운행이 활발하지 못하고 어혈도 생겼으니 반대로 기혈 운행을 원활하게 해주면서 동시에 어혈도 없애주는 처방을 내린다. 이를 조금 어렵게 말하면 보기혈補氣血, 활혈거어活血祛瘀해준다고 말하는데, 기혈을 보충해주고 혈액순환을 활발하게 하면서 동시에 어혈은 없애주는 치료법이다.

이 치료법을 적용한 환자의 경우 전에는 양말을 벗으면 발 각질이 우수수 떨어졌는데 한약을 먹고 나서 발 각질이 줄었다, 발에 땀이 안 났는데 발에 땀이 나기 시작했다, 발이 심하게 건조해서 논바닥 갈라지듯 갈라졌는데 지금은 많이 좋아졌다, 라고 개선된 상태를 구체적으로 들려주곤 한다. 이를 종합하면 발끝까지 혈액순환이 되기 시작했다는 뜻이다. 발끝까지 혈액이 공급되니 땀이 나고, 영양분이 공급되니 피부가 촉촉해져서 갈라지지 않고, 각질도 생기지 않는 것이다.

이러한 결과는 당뇨발저림이 치료되는 과정에서 혈액순환이 활발해졌음을 방증한다. 앞서 말한 보기혈, 활혈거어하고자 했던 본원의 치료가 효과를 발휘한 것이다.

이와 더불어 당뇨 치료를 위해 중요하게 생각하는 또 하나는 환자 각자의 상태이다. 몸이 너무 차서 당뇨발저림이 심해지면 따뜻하게 해주는 치료법을, 습열이 쌓여 있으면 습열을 제거해주는 치료법 등을 추가할 수 있다.

3 | 당뇨병성 말초신경병증 완화에 한의학적 치료 효과를 입증하는 다양한 노력

한약재 혹은 한약제제가 당뇨병성 말초신경병증에 효과가 있음을 증명하는 연구 논문이 발표되고 있다. 아직 그 숫자는 많지 않지만 한의학만의 변증과 치료 체계를 좀 더 확립한다면 당뇨병성 말초신경병증 치료 가능성을 알리고 치료율을 높이는 데 한의학이 중추적 역할을 할 수 있을 것이라 기대한다.

한약 치료와 더불어 침 치료가 당뇨병성 말초신경병증 치료에 효과가 있음을 밝힌 대표적인 논문을 소개한다.

① 죽력과 천축황이 스트렙토조토신StrepToZotocin으로 당뇨가 유발된 백서의 혈당강하 및 말초신경기능 회복에 미치는 영향

StrepToZotocin(STZ)으로 당뇨가 유발된 백서에게 혈당의 조절과 신경세포 보호에 효과가 있는 죽력竹瀝과 천축황天竺黃을 투약한 후, 혈당과 말초신경기능의 변화를 관찰한 결과 죽력과 천축황이 당뇨병성 말초신경병증에 유의한 효과가 있음을 밝혔다.

② 당뇨병성 말초신경병증에 대한 천연제제의 효과 연구 고찰

당뇨병성 말초신경병증에 한약재(약초)가 효과 있음을 증명하기 위해 당뇨병성 말초신경병증과 한약재(약초)에 관한 48개의 논문을 검색하여 분석하였다. 그 결과 지황, 계지, 황기 등의 한약재(약초)가 당뇨병성 말초신경병증 효과에 관한 연구에 상대적으로 많이 사용됨을 알 수 있었다. 이 연구를 통해 당뇨병성 말초신경병증에 사용되는 한약재(약초)의 발전에 관한 정보를 얻을 수 있었다.

③ 당뇨병성 말초신경병증 환자에게 시행한 침술 치료의 효과와 안전성

통증을 호소하는 당뇨병성 말초신경병증 환자를 대상으로 침술 치료의 효과와 안정성을 입증하기 위한 논문이다. 연구에서 통증을 호소하는 당뇨병성 말초신경병증 환자 9명이 침술 치료를 받았다. 이 중 5명이 남성, 4명이 여성이었다. 참여자들 중 2명은 증상이 완전히 호전되는 것을 경험하였다. 바늘로 찌르는 듯한 감각, 족부의 통증, 야간통증이 호전되었고 이들은 통계적으로 유의하였다.(p=0.035, p=0.013, and p=0.035) 이 연구를 통해 침술 치료가 통증을 동반하는 당뇨병성 신경병증 환자에게 효과적이고 안전한 치료로 사용될 수 있음을 밝힐 수 있었다.

④ 기타

위의 다수 논문 외에도 육미지황환六味地黃丸이 당뇨병성 신경병증에 미치는 효과, 팔미지황탕가미八味地黃湯加味 및 침, 뜸 치료를 이용한 당뇨병성 신경병증 치험 1례, 보간탕補肝湯으로 호전된 당뇨병성 말초신경병증 2례, 빈소산가미방檳蘇散加味方으로 호전된 치험 1례, 사암침법의 유효성에 대한 연구, 당뇨병성 말초신경병증에 대한 RCT 분석 연구 등 당뇨병성 말초신경병증 개선에 한의학적 치료가 효과 있음을 입증하기 위한 많은 노력과 그 결과물들이 축적되고 있다. 앞으로 더 많은 연구와 성과가 있을 거라 예상한다.

4 | 한의학의 지혜로 당뇨병성 말초신경병증 치료는 계속된다

지금까지의 당뇨병성 말초신경병증 치료 효과 88.2%와 완치율 50%는 사실 한의학의 지혜가 있었기 때문에 가능했다. '경험의학'이라고도 하는 한의학은 지금의 현대의학처럼 병을 세포 단위까지 세분화해서 보지는 못했지만 숲을 보며 치료해왔다. 비염 문제를 단순히 폐 문제가 아닌 대장의 문제로, 소화불량 문제를 단순히 위장 문제가 아닌 간의 문제로, 무릎 관절 문제를 단순히 연골 문제가 아닌 소화기의 문제로도 바라볼 수 있었던 것은 나무를 치료한 게 아니라 숲을 치료해왔기 때문이다.

당뇨병성 말초신경병증 치료 효과를 숫자로 통계 내보면서 한의학의 지혜에 정말 깜짝 놀랐다. 이는 수천 년 동안 한의학적 관점으로 인간을 바라보고 치료해왔던 선조의 노력과 실천이 있었기 때문에 가능했던 일이다.

앞으로 남은 과제는 지금의 치료 효과 88.2%와 완치율 50% 두 가지를 끌어 올리는 것이다. 완치율 80% 이상, 전체 치료 효과 95% 이상으로 끌어 올리는 것. 이것이 선조의 한의학이 남겨준 숙제라고 본다.

이에 필자는 치료 효과가 전혀 없었던 11.8%는 나머지 88.2%와 어떤 차이가 있는지, 어떤 사람들은 한 달 만에도 좋아지는데 어떤 사람들은 왜 6개월이나 치료해야 좋아지는지 등을 사색하고 있다. 지금까지의 소결론은 혈액순환이 특히 심하게 저하된 사람들의 경우 치료가 더욱 어렵다는 점이다.

겨울만 되면 손발이 차가워진다는 분들이 있다. 이런 분들은 해마다 겨울만 되면 당뇨병성 말초신경병증 증상이 심하게 악화됐다고 말한다. 기존의 보기혈, 활혈거어 치료법만 가지고는 한계가 있다는 뜻이다. 좀 더 강력한 무기가 필요하다. 마치 한의학에서 하초를 따뜻하게 해주면서 심장까지 강화시켜 혈액순환을 증진시켜주는 '부자와 육계' 같은 조합 말이다.

이에 대한 해답을 찾으면 전체 치료 효과 95% 이상과 완치율 80% 이상의 성과를 낼 수 있다고 본다. 당뇨병성 말초신경병증 치료는 단순히 당뇨인의 발을 치료하는 게 아니다. 그들의 인생을 치료하는 것이다.

더 나아가 이러한 처방이 우리나라에서만 쓰이지 않고 전 세계적으로 쓰일 수 있도록 특정 인종에서만 효과를 내는 약물이 아님을 증명하기 위한 임상도 축적해야 한다. 당뇨발저림으로 고통받는 전 세

계인에게 새로운 인생을 선물하는 처방이 되길, 그리고 그 중심에 당봄한의원이 있기를 진심으로 바라본다.

당뇨병성 말초신경병증 극복을 위한 꿀팁

1) 족욕

당뇨병성 말초신경병증 완화를 위해서는 말초의 혈액순환이 잘되도록 하는 것이 중요하다. 반신욕을 하면 전신의 혈액순환이 잘되지만, 문제는 번거롭다는 것이다. 많은 양의 물이 필요한데 물을 받는 시간만 30분 정도 걸린다. 이를 간단히 해결하는 방법이 있다. 바로 반신욕 대신 족욕을 하는 것이다.

반신욕만큼 족욕 또한 하체의 혈액순환을 촉진하면서 동시에 상체와 하체 간의 순환을 촉진한다. 한의학적으로 수승화강水昇火降이라고 하여 차가운 기운은 올라가고 따뜻한 기운은 내려와야 인체의 순환이 잘된다고 보는데 족욕이 이러한 수승화강을 돕는다. 결과적으로 혈액 흐름이 원활해지고 손과 발이 따뜻해진다. 혈액순환이 잘되니 당뇨병성 말초신경병증 완화에도 도움이 된다.

더불어 온열요법 중 하나이기에 근육이 이완되면서 통증이 완화되고 하지 부종과 신경통도 예방할 수 있다. 이러한 점 때문에도 당뇨병성 말초신경병증이 더욱 완화된다. 체온 상승으로 인해 면역력이 증강되는 건 덤이다.

족욕을 하는 방법은 간단하다. 세숫대야 등을 준비해 40~42℃ 정도의 따뜻한 물을 붓고 발을 담그기만 하면 된다. 복사뼈 위로 약 5cm까지 담근 상태로 20분 정도 유지하면 좋다. 끝나면 물기를 닦고 발과 발가락 사이를 잘 말려준다.

2) 하루 20~30분 걷기

걸으면 종아리가 튼튼해지고 종아리에 근육이 생긴다. 바로 이러한 근육의 힘으로 발까지 내려간 혈액이 중력을 거슬러 심장까지 올라간다. 만약 종아리 근육이 약하면 정맥의 혈액이 제대로 이동하지 못해 정맥류가 생길 수 있다. 마찬가지로 종아리 근육이 약하면 말초 순환 능력 또한 떨어지기에 발과 발가락 끝까지 혈액 공급이 안되고 포도당 공급이 부족해진다. 장기화되면 포도당 공급 부족으로 다리 저림이 생기고, 발가락 상처 회복이 더뎌져 괴사 및 절단이 일어난다.

따라서 평소 종아리 근육을 키워줄 필요가 있다. 따로 운동할 시간이 없다면 걷기도 좋다. 하루 20~30분씩 산책하듯 걷자. 산책하는 동안 뇌도 쉰다. 하루 종일 가동했던 뇌는 잠시 쉬게 해주고 거의 움직임이 없었던 하체를 움직여준다. 걷기를 통해 근육이 강화되면 결국 근육의 힘으로 하체의 정맥이 심장까지 잘 순환될 수 있다. 혈액순환이 좋아지니 당뇨병성 말초신경병증 완화에 도움이 된다.

3) 지친 다리를 위한 마사지

지치고 힘들 때는 마사지를 받는다. 가족끼리 서로 해주거나 전문 마사지 숍을 찾아도 좋다. 마사지를 받으면 근육이 이완되기 때문에 한결 부드럽고 편안해진다. 지친 다리도 마찬가지이다. 종아리 마사지를 통해 혈액순환이 활발해지면 당뇨병성 말초신경병증 완화에도 도움이 된다. 종아리 마사지는 숙면을 위해서도 좋다.

종아리 마사지 방법은 다양하다. 콜라병이나 테니스공 같은 도구를 사용해도 되고, 공기압 마사지 기기를 사용해도 된다. 물론 맨손으로도 가능하다. 엄지를 이용해 뭉친 곳을 꾹꾹 눌러주고 위아래로 마사지해주면 된다.

방법은 간단한데 막상 하려니 귀찮고 힘들다면 공기압 마사지 기기 사용을 추천한다. 10~15분으로 원하는 시간을 설정하고 강도를 조절해서 기호에 맞게 마사지를 받을 수 있다.

한방 당뇨 치료의 문을 열었습니다

당뇨를 치료한다고 하면 모두들 의아해합니다. 당뇨도 치료가 가능하냐며 오히려 되묻습니다. 당뇨는 치료가 어렵고, 꾸준히 관리해야 하는 병이라는 인식이 너무 확고하기 때문입니다. 하지만 치료가 어렵다는 게 곧 치료가 불가능함을 의미하지는 않습니다. 실제로 한약을 써서 당뇨가 발생한 원인 자체를 해소해주면, 더불어 부족해진 장기 기능을 끌어 올려주면 당뇨가 치료되는 것을 수없이 많이 경험했습니다.

인슐린을 맞아도 조절되지 않던 혈당을 낮춘 사례, 인슐린이 제대로 분비되지 않아 C-펩타이드(C-peptide) 수치가 낮았는데 몸이 좋아지면서 C-펩타이드 수치가 오르고 동시에 혈당은 낮아진 사례, 장기 기능이 개선되면서 좋지 않던 간 기능 수치와 신장 기능 수치가 좋아진 사례 등 다양한 치료 경험을 통해 당뇨는 극복 가능한 질환임을 확인했습니다.

또 본원에 당뇨병성 말초신경병증으로 치료받으러 온 환자 중 88.2%가 발저림 증상이 완화됐고, 그중 50%가 완치되었습니다. 이러한 객관적인 통계를 통해 당뇨합병증도 극복 가능한 질환임을 다시 한 번 확인했습니다.

당뇨를 치료하는 길, 누군가는 가야 할 길이라고 생각합니다. 수천 년간 당뇨를 치료해 온 한의학을 무기로 당뇨 치료에 도전장을 내밀었습니다. 그렇게 한의학과 한방 당뇨 치료의 길을 묵묵히 걷고 있습니다.

그러던 중, 마른 당뇨에 대해 연구하기 시작했습니다.

한국에는 생각보다 비만하지 않은 당뇨인이 많습니다. 대략 전체 당뇨인의 절반 정도 되는데요. 그래서인지 진료를 해보면 단순히 음식, 운동 관리만으로 당뇨가 개선되지 않는 분이 많았습니다. 음식량 조금 줄이고 운동량 조금 늘리는 것으로는 좀처럼 당뇨가 해결되지 않는 것이죠. 오히려 음식과 운동 관리를 무리하게 진행해 몸은 야위어가고 피곤해지는데 혈당은 오히려 오르거나 당뇨합병증이 진행되는 분들을 보며, 모든 당뇨가 같지 않음을 알았습니다.

이처럼 당뇨인이라면 무조건 비만할 거라는 인식과 거리가 있기 때문에 한국형 당뇨에 대한 새로운 개념 정립이 필요했습니다. 즉 한국형 당뇨를 한마디로 설명할 만한 무언가가 있어야 했습니다. 이에 마른 당뇨와 비만 당뇨라는 개념을 떠올렸고, 이 말은 어쩌면 본원이 한의학적 관점으로 치료하고 있는 장기 기능 문제와 체질 문제를 일반 당뇨인이 이해하기 쉬운 언어로 바꾼 표현이겠다는 생각이 들었습니다. 한방으로 당뇨를 치료하면 좋다는 것도 알리면서 조금 더 쉽고 재미있는 내용으로 당뇨인에게 다가갈 필요가 있다고 느끼던 찰나였습니다.

이때부터 당뇨 치료의 전 과정을 체형에 따라 진행하기 시작했습니다. 모든 당뇨인을 마른 당뇨와 비만 당뇨로 나누어 설명하고, 당뇨가 발병한 원인을 체형에 따라 각각 다르게 설명하고, 당뇨를 극복하기 위해 실천해야 할 관리법도 각 체형에 맞게 제시했습니다. 체형에 따라 한의학적 치료가 달랐음은 물론이고요.

그랬더니 당뇨인들이 조금 더 명확하게 당뇨를 이해하기 시작했습니다. 마른 당뇨, 비만 당뇨라는 개념으로 한국형 당뇨를 조금이나마 설명해낸 덕분이죠. 이후로 본원에서 제시한 체형별 관리법과 치료법에 따라 당뇨를 극복해가고 있습니다. 자신의 체형을 통해 당뇨를 명확하게 이해하게 되니 치료 효과도 더 빠르고 분명해졌습니다.

더불어 마른 당뇨, 비만 당뇨라는 개념을 조금 더 널리 알려야겠다는 생각이 들었습니다. 모두가 똑같이 당뇨약을 처방받고, 음식을 줄이고, 운동을 하는 것만으로는 당뇨와 당뇨합병증을 극복할 수 없기 때문입니다. 자신의 체형을 진단하고 이에 맞춰 당뇨를 극복할 수 있는 방법을 좀 더 많은 당뇨인과 공유하고 싶었습니다.

기존 당뇨 관리로는 혈당이 잘 잡히지 않아 답답했던 당뇨인, 혈당 관리는 열심히 하는데도 합병증이 생겨 당혹스러웠던 당뇨인, 새로운 치료 방법과 방향을 모색하던 당뇨인까지, 이제는 스스로 마른 당뇨인지 비만 당뇨인지를 확인하여 그에 따라 알맞게 관리하고 치료하시기 바랍니다. 이 책이 그 길에서 방향과 중심을 잡아주는 등대 같은 역할을 하리라 믿습니다. 그리고 이 책이 모든 당뇨인, 아니 적어도 마른 당뇨인들에게 새로운 삶을 선물하리라 믿습니다.

당뇨 치료! 마른·비만 당뇨에서 답을 찾다

마른 당뇨, 치료법은 따로 있다

초판1쇄발행 · 2021년 4월 15일
초판3쇄발행 · 2023년 1월 20일

지은이 · 당봄한의원 의료진(이혜민 박은영 송현정 양운호)
펴낸이 · 김승헌
외주 책임편집 · 이희원
외주 디자인 · 유어텍스트

펴낸곳 · 도서출판 작은우주 | 주소 · 서울특별시 마포구 양화로 73, 6층 MS-8호
출판등록일 · 2014년 7월 15일(제2019-000049호)
전화 · 031-318-5286 | 팩스 · 0303-3445-0808 | 이메일 · book-agit@naver.com

정가 16,000원 | ISBN 979-11-87310-54-9

| 북아지트는 작은우주의 성인단행본 브랜드입니다. |